ÉTUDE

SUR LES

ARTHROPATHIES

SURVENANT DANS LE COURS DE

L'ATAXIE LOCOMOTRICE PROGRESSIVE

PAR

Joseph MICHEL,

Ancien interne des hôpitaux de Paris.

———

PARIS

G. MASSON, ÉDITEUR

LIBRAIRE DE L'ACADÉMIE DE MÉDECINE

BOULEVARD SAINT-GERMAIN, EN FACE L'ÉCOLE DE MÉDECINE

———

MDCCC LXXVII

ÉTUDE
SUR LES ARTHROPATHIES

SURVENANT DANS

LE COURS DE L'ATAXIE LOCOMOTRICE PROGRESSIVE

DU MÊME AUTEUR

De l'Hémianesthésie et de l'Hémichorée de causes cérébrales. *Gazette hebdomadaire*, nᵒˢ 10, 23 et 24, 1876.

De la Lencocythose dans les affections fébrile ou purulente. *Gazette hebdomadaire*, nᵒ 7, 1876.

De l'Empoisonnement par les champignons.

Des Variations de l'urée dans les maladies du foie. *Gazette hebdomadaire*, nᵒˢ 1 et 3, 1877.

ÉTUDE

SUR LES

ARTHROPATHIES

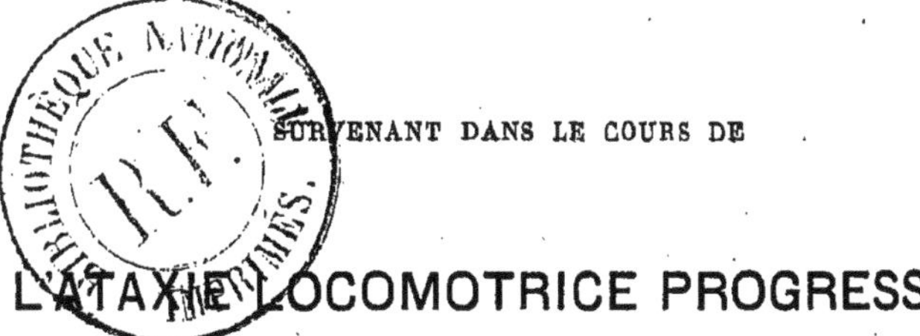

SURVENANT DANS LE COURS DE

L'ATAXIE LOCOMOTRICE PROGRESSIVE

PAR

Joseph MICHEL,

Ancien interne des hôpitaux de Paris,

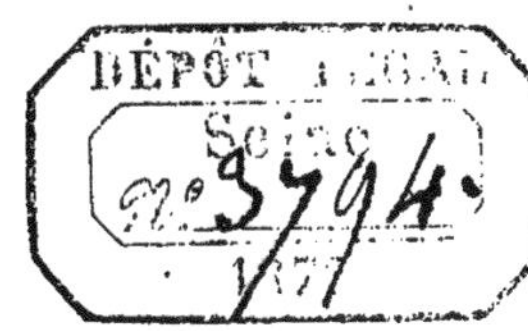

———— ❦ ————

PARIS

G. MASSON, ÉDITEUR

LIBRAIRE DE L'ACADÉMIE DE MÉDECINE

BOULEVARD SAINT-GERMAIN, EN FACE L'ÉCOLE DE MÉDECINE

——

MDCCCLXXVII

INTRODUCTION

Ce travail a pour but l'étude des lésions articulaires
de l'ataxie locomotrice : nous avons volontairement
passé sous silence les lésions osseuses, telles que les
fractures et la formation rapide du cal. Il est un fai
curieux dans l'histoire de ces lésions osseuses et articulaires, et qu'on ne peut encore ni expliquer physiologi-
quement ni produire expérimentalement, c'est celui-ci :
pourquoi dans les fractures chez les ataxiques, le cal se
forme-t-il, dans toutes les observations publiées jusqu'à
ce jour, avec une telle exubérance et une telle rapidité,
tandis qu'au contraire dans l'arthropathie de même
cause le tissu osseux de l'épiphyse est résorbé en quelques jours, en quelques semaines.

Il y a là une étude intéressante à faire, ce sera l'objet d'un prochain mémoire.

ÉTUDE

SUR LES ARTHROPATHIES

SURVENANT DANS

le cours de l'ataxie locomotrice progressive

HISTORIQUE

L'étude des arthropathies dans le cours de l'ataxie locomotrice est de date toute récente.

En 1831, un médecin américain M. F. K. Mitchell (1), avait déjà signalé la production d'arthrites à la suite de lésions spontanées ou traumatiques de la moelle et les avait fait dériver directement de la lesion nerveuse ; mais il compromit sa découverte par l'extension excessive et prématurée qu'il lui donna ; généralisant outre mesure, il en vint à déclarer que le rhumatisme articulaire aigu n'est autre chose qu'une myélite à localisations articulaires. Son mémoire malgré les renseignements importants qu'il contient tomba dans un injuste oubli.

En 1847, Scott, Alison (2) décrivit pour la première fois l'arthropathie survenant rapidement chez les hémiplégi-

(1) F. K. Mitchell. American Journal of the médic. sc., t. VIII, p. 55, 1831.

(2) Scott Alison. Arthrites occuring in the course of paralysis. In the Lancet, t. I, p. 276, 1847.

ques. Cette affection avait déjà été notée par R. Dann (1), mais cet auteur n'avait point insisté sur les symptômes de cette affection et n'avait point rattaché l'effet à la cause.

A la même époque, Durand-Fardel (2), Valleix (3), Grisolle (4), rapportèrent de nouveaux faits, mais sans détails bien précis.

En 1861, M. Brown-Séquart appela de nouveau l'attention sur les arthropathies des hémiplégiques.

Depuis cette époque, les arthropathies d'origine cérébrale et spinale ont été bien étudiées par de nombreux auteurs tant en France qu'à l'étranger, et nous devons citer les travaux de S. Weir-Mitchell (5), en Amérique de MM. Ball (6), Mougeot (7), Duménil (8), Viguès et Joffroy (9), Michaud (10), Couyba (11), Moynier (12), Beaumetz (13) et Charcot (14) en France.

(1) R. Dann. The Lancet, t. II, p. 238, 1841.

(2) Durand Fardel. Maladie des vieillards, p. 131, 1854.

(3). Valleix. Guide du médecin-praticien, t. IV, 1853, p. 514.

(4) Grisolle. Pathologie interne, 2e édition, t. II, p. 257.

(5) S. Weir Mitchell. Gunshot Wounds and other injuries of newes, Philadelphia, 1864 (ouvrage traduit en français par M. le Dr Dastre, 1874, préface de M. Vulpian).

(6) B. Ball. Du rhumatisme viscéral. Thèse, agrégation 1866.

(7) Mougeot. Recherches sur quelques troubles de nutrition consécutifs aux affections des nerfs. Thèse, 1867.

(8) Duménil. Contribution pour servir à l'histoire des paralysies périphériques, spécialement de la névrite. In Gazette hebdomadaire, 1866, n. 4, 5, 6.

(9) Page 91 et 92.

(10) Michaud. Méningite et myélite dans le mal vertébral. Thèse, 1871.

(11) Couyba. Des troubles trophiques consécutifs aux lésions traumatiques de la moelle et des nerfs. Thèse, 1871.

(12) Moynier. Moniteur des sciences médicales, 1859.

(13) Beaumetz. De la myélite aiguë. Thèse d'agrégation, 1872.

(14) Charcot. Sur quelques arthropathies qui paraissent dépendre d'une lésion du cerveau ou de la moelle épinière (Archives de physiologie t. I, p. 396).

— 9 —

Mais si à cette époque, les arthropathies commençaient à être connues dans les différentes lésions traumatiques et spontanées de la moelle, il n'en était pas de même pour l'ataxie. Romberg (de Berlin) (1) et Duchenne (de Boulogne) (2) qui les premiers ont donné de bonnes description de l'ataxie ne mentionnent pas les désordres articulaires.

En 1868, M. Charcot (3), dans un mémoire remarquable, appela le premier l'attention sur l'existence d'arthropathies spéciales dans le cours de l'ataxie locomotrice progressive.

L'attention une fois éveillée sur ce point, de nombreux mémoires furent faits sur la question, et les observations se multiplièrent.

M. Ball (4) réunit 18 cas d'arthropathie ataxique, et à l'aide de ces observations, traça une bonne description de ce nouveau symptôme.

M. Paul Dubois (5) traita aussi cette complication dans sa thèse inaugurale.

En 1870, M. Bourneville (6), dans son étude sur les arthropathies, consacre un chapitre à l'étude des altérations des jointures dans l'ataxie locomotrice.

En 1870, MM. Charcot et Joffroy (7) publièrent un cas

(1) Romberg. Lehrbuch der nerveukraukeiteu, 1851.

(2) Duchenne. De l'électrisation localisée, 2ᵉ édition, 1861.

(3) Charcot. Loc. cit., p. 161 et 379, t. II, p. 121.

(4) B. Ball. Des arthropathies consécutives à l'ataxie locomotrice (Gaz. des hôpitaux, 1868, 1869).

(5) Paul Dubois. Etude sur quelques points de l'ataxie locomotrice, Thèse, Paris, 1868.

(6) Bourneville. Etude sur les arthropathies. Revue pathologique des hôpitaux, t. II et III, 1870-71.

(7) Charcot et Joffroy. Note sur une lésion de la substance grise de la moelle observée dans un cas d'arthropathie liée à l'ataxie. In. Arch. de physiologie, t. III, p. 306.

d'arthropathie avec autopsie, et cherchèrent à rattacher la lésion osseuse et cartilagineuse à une altération spéciale de la moelle, l'atrophie des cellules des cornes antérieures.

En 1871, M. Joffroy présenta au concours de la médaille d'or de l'internat un mémoire sur les arthropathies spinales, dans lequel un chapitre était réservé aux arthropathies spinales.

M. Vulpian (1), dans ses belles recherches sur les vaso-moteurs, s'est aussi occupé de la question, et en a étudié la physiologie pathologique.

Depuis lors de nombreuses observations ont été publiées tant en France qu'à l'étranger. Nous ne citerons que les travaux de MM. Clifford Albutt, en Angleterre, Mitchell (2) en Amérique, Rosenthal à Vienne.

En 1875, M. le Dʳ Blum traita dans sa thèse d'agrégation les arthropathies d'origine nerveuse, et consacra un long chapitre à l'étude de l'arthropathie ataxique.

En 1874, les fractures spontanées, surtout les fractures d'origine nerveuse avaient été décrites par M. Forestier (3) dans sa thèse inaugurale.

Enfin dans l'année 1875, nous avons eu de nombreuses présentations dans les sociétés savantes ; à la Société de biologie par MM. Charcot et Raymond ; à la Société anatomique par MM. Bourceret, Voisin et Heydenreich. Les discussions qui se sont engagées à ce sujet ont beaucoup contribué à éclairer la question. De plus dans d'excellentes cliniques par MM. les professeurs Richet, Gosselin et Verneuil, Le Dentu (4) avaient abordé ce sujet, et avaient

(1) Vulpian. Des vaso-moteurs, t. II, p. 568.
(2) Mitchell. American Journal, Philadelphie, avril 1875.
(3) Forestier. Des fractures spontanées, 1874.
(4) Le Dentu. Clinique de l'Hôtel-Dieu, novembre 1876.

cherché à établir soit les rapports, soit les différences qui existent entre l'arthropathie de l'ataxie et l'arthrite sèche.

Nous avons utilisé de notre mieux tous ces matériaux; nous avons fait de nombreux emprunts aux mémoires que nous venons de citer, heureux si nous avons pu en quelques pages tracer un tableau fidèle de la maladie.

ANATOMIE PATHOLOGIQUE

Bien qu'il ait été publié dans ces derniers temps un certain nombre d'observations de lésions articulaires de cause ataxique avec les résultats des autopsies, la description anatomique de ces arthropathies est encore très-imparfaite. Tout d'abord, dès que l'attention des observateurs eut été appelée sur ces désordres articulaires, la plupart d'entre eux croyant reconnaître dans ces lésions les caractères de l'arthrite sèche déformante, ne jugèrent pas à propos de pousser plus loin leurs investigations; les rapports entre ces arthropathies et l'ataxie locomotrice ne fixèrent pas non plus leur attention. Mais aujourd'hui qu'il est démontré que l'arthropathie des ataxiques est bien une affection spéciale, nous ne devons plus nous contenter de ces données grossières et à l'examen macroscopique, nous devons joindre l'examen histologique. Il est vrai que nous serons bientôt arrêtés dans cette tâche, et nous nous trouverons en face d'obstacles insurmontables, car ces examens minutieux n'ont été qu'ébauchés, pour ainsi dire, et n'ont pas encore donné tous les résultats désirables pour établir d'une manière définitive l'anatomie pathologique de cette affection.

Pour mettre plus de clarté dans cette étude nous étudierons d'abord les lésions de tous les éléments qui constituent l'articulation, puis étudiant les lésions des centres nerveux, nous chercherons à établir les rapports qui existent entre les unes et les autres, nous verrons enfin, si on peut regarder certaines lésions du système nerveux central comme cause directe des accidents articulaires. On comprend l'importance de ce dernier point, puisque l'arthropathie est loin d'être un symptôme fréquent chez les ataxiques, à ce point que M. Charcot a rangé ces désordres parmi les anomalies de l'ataxie. Or dans l'ataxie locomotrice, la sclérose des cordons postérieurs est un fait constant et cette lésion est de toutes la plus importante, elle existe non-seulement dans les cas où on constate des accidents arthropathiques, comme aussi dans ceux où ces derniers ont fait défaut, on ne peut donc s'en servir pour expliquer cette lésion encore exceptionnelle. Il doit y avoir quelque chose de plus; le processus a du envahir quelque autre partie de l'axe médullaire : il doit exister dans cet axe un point dont la lésion détermine les arthropathies; mais ou doit-on fatalement retrouver cette lésion? On conçoit combien, d'après l'état de la science, ce sujet est délicat, les examens microscopiques sont en effet encore trop peu nombreux, les lésions surajoutées ont fait défaut dans un trop grand nombre de cas, pour qu'il soit possible d'être très-affirmatif dans les réponses à ces questions. Il y a là une lacune qu'il est encore impossible de combler.

A. *Lésions périphériques.* — Dans les observations que nous avons rapportées, tous les éléments de l'articulation étaient envahis par le processus morbide. De plus, on constate une infiltration œdémateuse du tissu cellulaire d'une partie plus ou moins considérable du membre malade.

Les lésions articulaires peuvent présenter plusieurs degrés : quelquefois les divers tissus de l'articulation sont intéressés très-superficiellement ; c'est qu'alors la mort causée le plus souvent par une maladie intercurrente a été très-rapide ; d'autres fois, et c'est ce qui se présente dans la majorité des cas, les lésions atteignent en peu de jours presque leur maximum d'étendue et d'intensité et nous trouverons à l'autopsie des lésions qui permettent de reconnaître à cette affection un caractère tout spécial et bien différent des autres arthrites, de l'arthrite sèche ou du morbus coxæ-senilis par exemple. Nous trouvons dans les Archives de physiologie (1) une observation de M. Charcot, qui donne bien une idée et de la rapidité de l'évolution des accidents articulaires et des lésions que l'on trouve à l'autopsie. Une malade ataxique depuis dix ans, s'aperçoit le 9 juin en se réveillant que son épaule gauche est considérablement tuméfiée ; *le gonflement s'étendait en s'amoindrissant progressivement jusqu'aux poignets :* il n'y avait aucun trouble de l'état général. Trois jours après, le gonflement avait disparu au bras et à l'avant-bras, mais l'épaule était restée volumineuse, et en faisant exécuter des mouvements à cette articulation on percevait des craquements. La malade meurt le 15 août à la suite d'une diarrhée cholériforme : un fait intéressant, à noter, c'est que peu de jours avant sa mort, la tumeur de l'épaule avait considérablement diminué de volume. A l'autopsie on trouve les lésions suivantes qui montrent manifestement avec quelle rapidité la dégénérescence des tissus a lieu. La capsule articulaire était notablement épaissie, elle contenait dans son épaisseur quelques plaques ossiformes. La synoviale était ardoisée et contenait un liquide citrin,

(1) Année 1869, p. 121.

transparent. Quant à la tête osseuse, bien que l'arthropathie ne remontat pas au delà de neuf semaines, elle a disparu comme par usure, et si on trouve sur sa surface quelques ostéophytes de petites dimensions, arrondis et globuleux, il n'y avait rien qui ressemblât aux bourrelets osseux, qui dans l'arthrite sèche, entourent et élargissent les surfaces articulaires. On voit par cet exposé succinct des résultats nécroscopiques que cette affection diffère anatomiquement, comme le dit M. Charcot, « soit de l'arthrite sèche, soit de l'arthrite fongueuse, soit aussi de l'affection particulière de l'épaule récemment décrite par M. Volkmann sous le nom de carie sèche. »

Mais reprenons la description générale des lésions articulaires.

La *capsule* est ordinairement très-épaisse. Sa surface externe est intimement unie aux tissus péri-articulaires, surtout au tissu cellulaire épaissi. Sa surface interne est souvent tomenteuse, d'une coloration ardoisée; ce qui est en rapport avec les lésions de la synoviale dont les altérations sont beaucoup plus importantes.

La *synoviale* est ordinairement détruite, en partie du moins. Dans un grand nombre d'observations, elle est notée comme ayant complétement disparu. Lorsqu'elle subsiste encore, sa face interne est ordinairement pâle, peu congestionnée, il n'existe pas d'arborisation à sa surface. Au début de l'affection, on remarque quelquefois de petites érosions au pourtour desquelles la vascularisation est très-manifeste. Ces érosions gagnent en profondeur, atteignent la capsule fibreuse qu'elles perforent quelquefois et le liquide articulaire s'épanche dans le membre au-dessus ou au-dessous de la lésion suivant le point où s'est faite la perforation. Celle-ci a été très-nette dans deux cas, surtout dans l'observation de M. Bourceret, et dans celle de M. Jean. Nous devons dire toutefois que ces faits ns sont pas la règle et qu'ordinairement la capsule articulaire est assez épaissie pour résister à la distension de la synoviale par le liquide. De la face interne de la synoviale, partent souvent des franges nombreuses, vasculaires, formant le pédicule d'un grand nombre de corps étrangers et de concrétions calcaires. Tantôt ces corps étrangers sont pédiculés, forment une grappe, sans atteindre toutefois le volume de ceux qu'on trouve dans l'arthrite sèche déformante; d'autres fois ils sont sessiles, à base plus ou moins large et peuvent même exister dans l'épaisseur de la capsule : enfin, dans certains cas, ils sont tout à fait libres dans l'articulation. Ces trois variétés se rencontrent simultanément, et il est rare, quand on en trouve de sessiles, de n'en pas rencontrer aussi de pédiculisés ou d'entièrement libres. L'observation XX, est un exemple frappant de ces corps étrangers, de leur volume et de leur position : les uns sont de moyenne dimension, d'autres plus complexes ont pour ainsi dire composés, accolés sur un même pédicule, et de ces corps partent des prolongements secondaires.

Dans cette même observation nous trouvons les ligaments péri-articulaires hypertrophiés, blancs, mollasses : de plus les ligaments croisés étaient fongueux.

Le liquide épanché dans l'articulation a été étudié à la suite d'autopsie par M. Charcot, et à la suite de ponctions faites sur le vivant (obs. de MM. Labbé et Ball). Presque toujours, ce liquide était citrin et séreux, c'était le liquide d'une véritable hydarthrose. Néanmoins dans un cas rapporté par M. Ball, la ponction donna issue à du pus. Il en est de même dans une observation inédite de M. Charcot, dans l'observation de M. Bourceret (Société anatomique, 1875) et dans celle de M. Jean (Société anatomique, 1877). Dans le cas de M. Bourceret, on constatait dans l'articulation coxo-fémorale gauche un vaste épanchement purulent : la capsule était perforée et le pus avait fusé dans les interstices musculaires, sous les muscles fessiers dont les fibres étaient dissociées, dans la gaîne du psoas et était arrivé dans le bassin entre les fibres du muscle iliaque. L'épanchement s'est fait à coup sûr avec une très-grande rapidité, car les fibres musculaires étaient simplement dissociées, non altérées présentaient leur coloration normale, contrairement à ce qui se serait passé si le contact de ces fibres avec le pus n'avat pas été de date toute récente. La marche de l'affection a été très-nette : il est évident que le pus siégeait bien primitivement dans l'articulation et qu'il n'a fusé que consécutivement dans les tissus voisins, puisqu'en lisant l'observation nous voyons que le 10 avril, la fesse et la cuisse présentaient un volume presque double des parties du côté opposé, et que dans la soirée du 13 on nota une diminution considérable et rapide du gonflement.

Dans le cas de M. Jean, le doute peut être permis. Il s'agit en effet d'une femme chez laquelle on constate une hydarthrose énorme du genou droit, mais cette femme était gâteuse et, quelques jours après l'apparition de cette hydarthrose, on remarque de l'érythème à la partie supérieure et externe de la cuisse, érythème qui ne tarde pas à se changer en un véritable phlegmon diffus. La perforation de la capsule se fit de dehors en dedans et non pas de dedans en dehors comme dans le cas de M. Bourceret, de plus le pus du phlegmon vint se mêler au liquide, peut-être séreux, de la jointure. Ce qui rend cette explication vrai-

semblable, c'est la destruction presque complète des muscles de la cuisse, témoignant, par cela même, une lésion
inflammatoire rapide et intense. Qu'on ne pense pas cependant que; dans ce cas, on a affaire à une arthrite par
propagation phlegmoneuse, il n'en est rien. Le gonflement
en effet avait apparu avant les signes du phlegmon et ne
s'était accompagné d'aucune réaction inflammatoire. Dans
l'observation de la femme Leisier (obs. XV), la jambe
droite, siége de l'arthropathie, était enflée, rénitente, plus
chaude: la peau était cyanique : au creux poplité on constatait une ecchymose noire, considérable, mais comme la
malade s'était donnée un coup violent sur le genou, la
production de cette arthrite hémorrhagique s'explique na-
turellement par l'action du traumatisme.

Ces faits rares d'épanchements purulents ou sanguins
ont dû être rapportés, mais par leur exception même ils
ne sauraient infirmer en rien la règle générale.

Les cartilages d'encroûtement subissent très-rapidement
une résolution considérable de leurs éléments. Sur les
épiphyses, le cartilage est détruit d'une manière complète
en beaucoup d'endroits, incomplètement sur quelques autres. Il est très-aminci par places, et laisse voir la coloration rougeâtre de l'épiphyse. Les filaments du cartilage
disparaissent jusqu'à la couche calcifiée : celle-ci est mise
à nu, s'use à son tour et l'os sous-jacent subit une éburnation et peut être usé lui-même par les mouvements articulaires.

Les os subissent des altérations dont le premier terme
est une simple éburnation, le dernier la disparition d'une
portion plus ou moins grande de leur extrémité. Lorsque
la lésion est peu avancée, on trouve tous les caractères de
l'ostéite raréfiante (obs. XXI). Plus tard, ce qui caractérise

Michel.   2

l'affection, c'est la résorption osseuse, et la disparition complète des extrémités articulaires. Dans deux observations de M. Raymond, dans le fait de M. Bourceret, dans le nôtre, les lésions avaient atteint le maximum. Les têtes du fémur, du tibia et de l'humérus avaient complètement disparu : les fémurs principalement ressemblaient à des baguettes de tambour ; la substance compacte était très-amincie dans toute son étendue ; la tête de l'humérus était diminuée de la moitié de son volume, et présentait une excavation ressemblant exactement « à une tête d'humérus en cire qui aurait commencé à fondre », Des lésions analogues se trouvaient dans la cavité glénoïde et dans la cavité cotyloïde.

Lorsque la lésion est ancienne, on constate quelques ostéophytes à la périphérie osseuse érodée : ils prennent tantôt la forme de stalactites, mais jamais ils ne réunissent les extrémités des deux os de manière à déterminer une ankylose. Ces productions osseuses sont très peu considérables ; ce qui prédomine avant tout, c'est l'atrophie, l'usure osseuse, la résorption amenant des délabrements souvent énormes, et marquant, pour ainsi diré, d'un signe distinctif l'affection qui nous occupe.

La disparition des têtes osseuses explique assez facilement les luxations spontanées dont nous avons parlé, pour qu'il soit inutile d'insister davantage sur ce point.

Les lésions osseuses de l'ataxie ne sont pas limitées au voisinage des articulations. La diaphyse des os est amincie, il y a une véritable ostéite raréfiante, dont les caractères histologiques ont été étudiées par MM. Liouville et Longuet. Elle ne diffère pas de l'ostéite qu'on rencontre chez le vieillard, consistant dans la dilatation des canalicules de Havers, l'état embryonnaire de la moelle, et la des-

truction des ostéoplastes. Aussi cette ostéite prédispose-
telle aux fractures dont la physiologie pathologique est la
même que celle des arthropathies. Cette même ostéite raréfiante, dit M. Richet (1), qui favorise la fracture, favorise
aussi la formation du cal, toute fracture avant de se con-
solider ayant à subir une véritable ostéite préalable, qui,
chez les ataxiques, est toute effectuée. A ce sujet, nous
avons rapporté l'observation de fracture spontanée, publiée par M. Heydenreich, interne des hôpitaux.

L'examen microscopique des lésions articulaires de l'a-
taxie a été faite d'une façon assez complète ; en revanche,
l'étude histologique manque encore presque complètement.
Nous trouvons cependant dans la thèse de M. le D' Blum,
l'examen microscopique d'une arthropathie ataxique, dû
à M. Liouville. L'articulation atteinte était l'articulation
scapulo-humérale ; les pièces ont été présentées à la Société anatomique où on a pu les voir. Sur plusieurs points
de l'articulation atteinte (il s'agissait dans ce cas d'une
lésion très-avancée avec luxation et destruction des têtes
osseuses), les capsules cartilagineuses se retrouvaient tout
à fait intactes ; ailleurs les capsules étaient détruites en
partie, ou apparaissaient plus petites ou ratatinées ; en
d'autres points, les cellules cartilagineuses étaient en
pleine voie de régression graisseuse. Quant aux os, les
canalicules de Havers étaient extrêmement dilatés, rem-
plis par de véritables bourgeons charnus, la substance
osseuse était raréfiée et comme érodée par ces amas de
cellules embryonnaires (Liouville). On voit combien ces
renseignements hystologiques sont insuffisants ; de nouveaux examens sont donc nécessaires pour mettre un peu
de précison dans cette question. Néanmoins nous avons

(1) Richet. France médicale, 1874.

pu voir que certains caractères anatomiques sont propres
à cette arthropathie d'origine nerveuse, tandis que d'autres
sont communs à toutes les arthrites chroniques : c'est en
se fondant sur ces derniers que MM. Cornil et Ranvier,
dans leur excellent manuel d'anatomie [pathologique,
rangent l'arthropathie ataxique parmi les cas d'arthrite
sèche.

Mais ici ne doit-on pas se demander si l'arthropathie est
un symptôme ou une complication de l'ataxie locomotrice ?
En d'autres termes si tous les ataxiques doivent présenter
des arthropathies ? La réponse est facile, et nous verrons
dans le chapitre des symptômes que cette affection observée assez souvent depuis que l'attention a été appelée
sur ce point, est encore exceptionnelle et ne se rencontre que chez un petit nombre de malades : c'est donc
une complication, une anomalie. Quelle est donc la
cause de cette anomalie ? La lésion classique de l'a-
taxie ordinaire peut-elle l'expliquer ? S'il en était ainsi
tous les ataxiques seraient, à une période plus ou moins
éloignée, frappés par cette affection, et nous voyons au
contraire des malades être atteints d'incoordination motrice
depuis vingt ou trente ans sans se plaindre de douleurs
articulaires, et sans présenter aucun signe de lésions articulaires.

L'ataxie présente une autre complication qu'on pourrait
rapprocher de celle qui nous occupe, c'est l'atrophie musculaire. Il est parfaitement démontré aujourd'hui, surtout
depuis les travaux de M. Charcot, que cette amyotrophie
deutéropathique reconnait pour cause l'envahissement par
le processus morbide des parties antérieures et motrices
de la moelle, se traduisant par l'atrophie des cellules
des cornes antérieures. On était donc conduit tout natu-

rellement dans le cas d'artropathie, à rechercher du côté
des centres une lésion pouvant expliquer les troubles
trophiques articulaires.

En 1869, MM. Charcot et Joffroy firent l'autopsie de
la femme Le L..., dont nous rapportons plus loin l'observation (1). Nous renvoyons à cette observation pour tous
les détails de l'autopsie. Nous dirons en quelques mots,
qu'on trouva la corne antérieure gauche manifestement
atrophiée et déformée, rétrécie sur tous les points suivant
son diamètre antéro-postérieur. De plus, un grand nombre
des grandes cellules nerveuses font défaut dans l'axe de la
corne antérieure gauche. En certains points, le groupe
cellulaire postérieure externe paraît avoir été complètement supprimé. Cette lésion occupait les deux tiers inférieurs du renflement cervical.

En résumé, ajoutent ces auteurs, on voit dans ce cas une
arthropathie de l'épaule gauche survenir sans l'intervention d'une cause extérieure appréciable pendant le cours
de l'ataxie. A l'autopsie, on trouve, outre la sclérose fasciculée des cordons postérieurs, une lésion qui siége à la
région cervicale dans la moitié gauche de la substance
grise, c'est-à-dire en un point de la moelle où l'on peut
supposer que les tubes nerveux destinés à l'articulation
malade prennent leur origine. Très-certainement un tel
concours de circonstances n'est pas fortuit. Mais, on peut
se demander si l'altération de la corne antérieure gauche
révélée par l'examen nécroscopique n'est pas un résultat
de l'inertie fonctionnelle à laquelle le membre correspondant aura pû être condamné pendant plusieurs mois. Cette
hypothèse n'est pas acceptable, car d'un côté, on sait que,
chez notre malade, les mouvements de l'épaule gauche,
quoique gênés, n'ont cependant jamais été abolis d'une

(1) Charcot et Joffroy, In Archives de physiologie, 1869 et 1870.

manière complète, et d'autre part, la lésion de la substance grise, observée dans ce cas, diffère essentiellement de celle qui se produit comme conséquence de l'amputation d'un membre ou des nerfs qui s'y rendent(1).Nous sommes ainsi conduits à penser que la lésion spinale a été primitive et que peut-être elle a déterminé le développement de l'affection articulaire suivant un mécanisme analogue à celui que nous avons invoqué lorsqu'il s'est agi des lésions trophiques des muscles dans l'atrophie musculaire progressive et dans la paralysie infantile. A cet égard, on ne saurait toutefois s'arrêter à une conclusion définitive tant qu'il n'aura pas été établi par des observations suffisamment répétées, que l'altérations des cornes antérieures de la substance grise est un fait constant dans l'arthropathie des ataxiques.

Nous adoptons complètement les conclusions de MM. Charcot et Joffroy, surtout en ce qui concerne l'impossibilité d'expliquer la lésion des cornes antérieures par l'inertie fonctionnelle du membre. Nous devons rester aussi très-indécis et très-prudents lorsqu'il s'agit de savoir si la lésion spinale des cornes antérieures est la cause du développement de l'affection articulaire.

Depuis la publication de cette observation (1869), les recherches dirigées sur ce point ont été peu nombreuses. En 1870, M. le Dr Pierret observait un cas d'ataxie locomotrice avec arthropathie du genou gauche. La moelle examinée avec toutes les précautions nécessaires présentait à la *région dorsale*, entre la onzième et la douzième paire nerveuse, l'altération suivante : à ce niveau, « la corne anté-

---

(1) Vulpian. (*a*) Influence de l'abolition des fonctions des nerfs sur la région de la moelle épinière qui leur donne origine. (Archives de physiologie 1868 p. 443.

(*b*) Sur les modifications qui se produisent dans la moelle épinière sous l'influence de la section des nerfs d'un membre (Archives de physiologie 1869, p. 675).

rieure du côté gauche est considérablement atrophiée. Son diamètre transversal est diminué et l'angle postéro externe qui correspond au tractus intermédio-latéral est rouge... Ce n'est qu'au voisinage du canal central que l'on constate des îlots de substance grise, en quelque sorte condensée, qui tranchent par leur coloration intense sur le fond de la préparation. Les cellules nerveuses y ont disparu. »

Au premier aspect, cette observation paraît confirmer pleinement la précédente, et cependant en regardant de plus près, il n'en est pas ainsi. Et d'abord, c'est ici l'objection capitale, la lésion d'atrophie cellulaire a été trouvée dans la région *dorsale*, c'est-à-dire en un point qui ne paraît pas correspondre à l'origine des tubes nerveux de l'articulation malade; d'autre part, notre ami M. Pierret, dont la compétence sur cette matière ne saurait être mise en doute par personne, à bien voulu lui-même nous donner des renseignements sur ce cas; il considère son observation, comme étant loin d'être concluante, et penche à admettre que les lésions n'ont pas été assez exactement observées dans toute la longueur de l'axe cérébro-spinal.

En 1874, nous trouvons dans les Bulletins de la Société anatomique, l'examen histologique de pièces relatives à une arthropathie scapulo-humérale fait par M. le Dr Liouville. Cet auteur a trouvé : « dans la région cervicale de la moelle, une lésion circonscrite des cornes antérieures de la substance grise, caractérisée par l'atrophie et la disparition d'un certain nombre de cellules motrices. »

Cette observation, quoiqu'un peu plus concluante, est loin cependant d'être précise; le siége exact de la lésion et son étendue n'ayant pas été indiqués.

Dans l'observation publiée en 1874 par M. Heydenreich, d'une fracture spontanée du fémur chez un ataxique, observation que nous reproduisons plus loin, nous trou-

vons l'examen histologique des os fait par M. Liouville;
quant à l'examen du système nerveux, nous voyons que
« on constate que la substance grise a subi dans quelques
points,principalement à droite,des altérations manifestes;
les cellules, celles de la partie moyenne principalement,
sont très-altéreees et le tissu médullaire ambiant offre de
nombreux points de désintégration. »

Le fait est encore plus vague que le précédent; nous ne
trouvons pas mentionnée, comme dans l'observation de
MM. Charcot et Joffroy, la disparition d'un certain nombre de cellules. Il est dit seulement que certaines cellules
sont « très-alterées. »Mais quelle est cette altération ? Est-
ce une déformation, une diminution de volume ou de
nombre? Est-ce une dégénérescence granuleuse ou graisseuse? Tels étaient cependant les points importants de la
question et c'est précisement sur eux que l'auteur ne donne
aucune explication. Voilà donc encore un fait trop vague
pour qu'il soit permis d'en tirer d'autre renseignement que
la constatation d'une altération de certaines cellules.

Dans l'observation publiée en 1875, par M. Bourceret,
interne des hôpitaux, l'examen de la moelle a été fait par
M. Coyne, alors attaché au laboratoire de la Charité. Nous
y trouvons la conïirmation des lésions visibles à l'œil nu.
Au niveau de la région dorsale inférieure et de la région
lombaire, la lésion présente deux zônes très-distinctes. La
portion la plus postérieure des cordons postérieurs (faisceaux radiculaires et cordons de Goll), dans une épaisseur
de un millimètre environ, est grise, dure et parait composée de sclérose, et tranche nettement sur la portion antérieure des cordons postérieurs. Les coupes microscopiques
ont porté sur toute la hauteur de la moelle; elles étaient
distantes l'une de l'autre de quatre à six millimètres.Sur
aucune, M. Coyne n'a trouvé d'atrophie cellulaire mani-

feste.(Ces derniers renseignements nous ont été communiqués par M. Bourceret.)

Enfin, en 1875, M. le Dr Raymond a publié deux observations rapportées dans la thèse de M. Blum, et que nous avons reproduites à la fin de ce travail. Dans un cas, il s'agissait d'arthropathie de l'épaule, dans l'autre les hanches étaient atteintes par la même lésion. Dans aucun de ces deux cas, M. Raymond n'a trouvé d'altérations appréciables des cellules des cornes antérieures.

En résumé, sur sept observations avec nécropsie et examen histologique de la moelle, nous trouvons deux fois l'atrophie parfaitement indiquée des cornes antérieures dans des points correspondants à l'origine des nerfs qui se rendent à l'articulation malade ; dans deux autres cas, il est question d'une altération de la substance grise, altéranation mal définie, et pouvant laisser quelques doutes sur son existence ; enfin, dans les trois derniers cas, l'anatomie pathologique a été tout à fait muette et n'a pu nous fournir aucun renseignement. Si donc, dans un certain nombre de cas, on a observé la coïncidence des arthropathies d'une part, et d'une lésion des grandes cellules grises de la moelle, d'autre part, il est des cas cependant, au moins aussi nombreux, où l'arthropathie a existé sans qu'on ait pu constater la lésion de ces cellules.

Si l'atrophie des grandes cellules des cornes antérieures entre pour quelque chose dans la production des arthropathies spinales, il y a lieu de s'étonner que celles-ci ne s'observent pas plus fréquemment dans certaines affections de la moelle caractérisées principalement par la lésion des cellules, telles que l'atrophie musculaire progressive et la paralysie infantile. Dans cette dernière maladie, nous ne connaissons qu'un seul exemple d'affection articulaire, dû à M. Liouville (1). Dans l'atrophie musculaire progressive, des cas analogues ont été publiés par MM. Patruban (2), Remak (3) et Rosenthal dans son Traité des *maladies nerveuses* (4). Mais ces faits sont encore loin de pouvoir être considérés comme la règle.

Pour nous résumer, nous nous associons pleinement aux paroles de M. le Dr Blum : « Pour ce qui est d'établir un lien de cause à effet entre l'arthropathie ataxique et la lésion des cellules des cornes antérieures, c'est une vue ingénieuse, mais qui, dans l'état actuel de la question, ne peut être admise qu'avec les plus grandes réserves. » Cette phrase, écrite en 1875, présente aujourd'hui encore un degré plus grand de vérité, surtout depuis que nous connaissons les résultats négatifs des dernières observations de MM. Raymond et Bourceret.

SYMPTÔMES

La description clinique des arthropathies liés à l'ataxie locomotrice progressive est aujourd'hui, à peu de choses près, parfaitement établie, grâce au travaux de MM. Charcot et Vulpian qui, non-seulement, ont insisté sur les symptômes de cette affection, mais qui, de plus, ont fourni des observations importantes à presque tous les auteurs qui se sont occupés des arthropathies de l'ataxie locomotrice. Nous avons pour faire cette étude d'assez nombreux docu-

(1) Liouville. Bulletin de la Société anatomique, 1872, p. 485.
(2) Patruban. Zeitschrift für prakt. Heilkunde, 1862, n° 1.
(3) Remak. Ueber den Einfluss des nerven systems auf krankeiten der knochen und der Gelenken (Allegem. med. centralzeitung, Berlin, 1863).
(4) Rosenthal. Handbuch der diagnostic der Nerven, Krankheiten, p. 576.

ments, bien que ces lésions n'aient été étudiées que depuis 1868. A cette époque (1868), M. le Dr B. Ball, agrégé de la Faculté, publia dix-huit cas d'arthropathies observées chez des ataxiques (1), et avec ces observations, tant personnelles qu'empruntées à divers auteurs, surtout à M. Charcot, il traça un tableau assez complet de la marche et des symptômes de cette affection. En 1871, M. Bourneville (2) réunissant de nouvelles observations joignait à la description clinique la représentation photographique. Les mémoires et les observations se sont multipliés depuis cette époque, et les présentations de pièces anatomiques dans les diverses sociétés savantes sont devenues presque journalières. Nous aurons l'occasion de les énumérer dans le cours de ce travail, citons néanmoins, de suite, la récente thèse d'agrégation de M. le Dr Blum (3), thèse dans laquelle nous avons trouvé un grand nombre de renseignements que nous avons essayé d'utiliser.

Dans toutes les observations publiées jusqu'à ce jour et chez les quelques malades que nous avons eu l'occasion d'examiner, nous avons été frappés de l'identité presque complète des symptômes observés et de la régularité de leur évolution. Toujours, ou du moins presque toujours, la maladie s'est montrée avec les mêmes allures, le même début, la même marche ascensionnelle et décroissante, de telle sorte que presque toutes les observations que nous reproduisons peuvent être considérées comme des types. Aussi, avant d'étudier complètement chaque symptôme en parti-

(1) Ball. Des arthropathies consécutives à l'ataxie. In Gazette des hôpitaux, 1868-1869.

(2) Bourneville. Etude sur les arthropathies. In revue photographique des hôpitaux, t. II et III, 1870-1871.

(3) Blum. Des arthropathies d'origine nerveuse. Thèse d'agrégation, 1875.

culier, pouvons-nous tracer en quelques mots un tableau sommaire de cette affection.

Le mode de début est brusque, sans prodrome. La maladie éclate dans la plupart des cas après l'apparition des douleurs fulgurantes, plus ou moins longtemps après, en même temps que l'incoordination motrice, c'est-à-dire à une période peu avancée de l'ataxie. Sans cause extérieure appréciable, sans chute, ni excès de fatigue, etc, le malade voit du jour au lendemain se développer une tuméfaction générale et souvent énorme de l'articulation : tuméfaction qui envahit non-seulement l'articulation, mais les parties molles situées au-dessus et au-dessous. Avec ce symptôme initial on constate le plus souvent l'absence de toute réaction générale ou locale ; pas de fièvre, pas de rougeur, pas de douleur. Au bout de quelques jours, la tuméfaction générale disparait, mais il reste au niveau de l'articulation affectée, un gonflement plus ou moins considérable résultant de la formation d'une hydarthrose. Les mouvements provoqués ou spontanés sont possibles, ne s'accompagnent d'aucune douleur, mais on constate l'existence de craquements très-nets aussitôt qu'on provoque des mouvements : ces craquements sont non-seulement perçus par le malade, mais même aussi par les personnes qui sont auprès du lit. L'hydarthrose se résout, en partie du moins, et on peut sentir à travers la peau une diminution de volume souvent très-manifeste des extrémités articulaires. Aussi les luxations consécutives sont-elles fréquentes, grâce à l'élongation des ligaments et des bourses fibreuses, conséquence forcée de l'hydarthrose, grâce aussi à l'usure ou mieux à la résorption des tissus cartilagineux et des têtes osseuses.

Tel est en quelques mots l'aspect général de cette affection, dont nous allons faire l'étude détaillée en reprenant chacun des symptômes que nous venons d'énumérer.

Le *début*, avons-nous dit, est ordinairement brusque, sans prodromes. Rien ne peut faire prévoir au malade l'accident qui le menace : il s'est endormi la veille comme de coutume, sans s'être plus fatigué que d'ordinaire, lorsque le lendemain matin en se réveillant il est tout surpris de voir son genou ou son épaule considérablement tuméfié. D'autres fois, c'est le soir en se couchant qu'il s'est livré toute la journée à ses occupations habituelles ; tantôt enfin l'épanchement apparaît pendant la marche, mais le membre est tellement peu douloureux que le malade ne s'en apercevrait même pas, si ce n'était la légère tension des téguments et la gêne qui en résulte pour les mouvements un peu forcés.

Dans la plupart des cas, le gonflement est d'emblée très-considérable : il atteint immédiatement son maximum ; c'est ce qui est arrivé chez notre malade (Obs. XXI), où du du soir au matin, sans aucune douleur, l'articulation du genou avait atteint un développement considérable. Mais dans des cas beaucoup plus rares (Obs. XV) le malade voit son articulation augmenter peu à peu de volume et peut suivre ainsi progressivement l'évolution de la maladie. Mais si le gonflement est presque toujours le premier symtôme de cette affection, il arrive parfois qu'il n'en est pas ainsi, et que la tuméfaction soit précédée par des craquements dans l'articulation : ces craquements seraient alors le signe précurseur des lésions articulaires. MM. Charcot et Bouchard ont signalé (Obs. X et XIII) ces craquements articulaires prodromiques, et dans leurs observations, ce symptôme avait précédé de quelques jours l'apparition de la tuméfaction générale du membre, et avait

été nettement perçu par le malade au moment des mouvements intentionnels. Tel est un fait que nous devions signaler, mais qui par sa rareté même ne peut venir infirmer la règle générale.

Mais à quelle époque de l'ataxie locomotrice progressive voit-on survenir l'arthropathie ? Il résulte des observations que nous avons recueillies que cette arthropathie
est presque toujours un phénomène *précoce*, qu'elle débute
à une période peu avancée de la maladie, alors que celle-ci
n'est encore caractérisée que par des douleurs fulgurantes,
et que l'incoordination motrice commence à peine à se des-
siner. Ce fait ne doit pas nous étonner, puisqu'il est actuellement à peu près prouvé que les douleurs fulgurantes et
les troubles articulaires reconnaissent une même cause,
l'irritation que subissent dans leur trajet intra-spinal les
tubes nerveux émanant des racines postérieures et traver-
sant dans une certaine étendue l'aire des cordons postérieurs avant de pénétrer dans les cornes postérieures de la
substance grise.

Cette règle générale souffre cependant de nombreuses
exceptions. M. Hayem cite, en effet, une arthropathie qui
se développa onze années après le début de la maladie, alors
que l'incoordination motrice et même l'atrophie des muscles
étaient très-avancées. Dans les observations que nous
avons recueillies, les limites du début de l'arthropathie ont
été très-variables, elles sont dans les limites de six mois
à vingt-trois ans; dans la majorité des cas cependant, nous
avons pu voir que c'est dans la troisième, quatrième et cin-
quième année qu'apparaît l'affection articulaire. Dès 1868,
M. Ball, dans le mémoire que nous avons déjà cité, avait
noté cet écart considérable dans le début de la maladie,
aussi avait-il proposé de distinguer les arthropathies ata-

xiques en précoces et en tardives, Si nous reprenons les observations citées dans ce travail, et que nous y joignions d'autres plus récentes, nous pourrons marquer, que lorsque l'arthopathie à tardé à paraître, elle a envahi presque toujours les membres supérieurs (Obs. III et XIII), tandis que ce sont les membres inférieurs qui ont été atteints lorsqu'elle est survenue plus tôt (Obs. I, IV, VII, VIII, IX, X, XI, XII, XVIII, XX). Cette remarque nous permet dé nous rapprocher de l'opinion de M. le professeur Charcot. « Si, dit-il (1), l'affection apparaît quelquefois à une époque tardive, ce qui est parfaitement exact, c'est toujours au membre supérieur qu'on l'observe. Or, la sclérose spinale peut-être tout à fait récente dans les régions supérieures de la moelle, alors qu'elle est déjà très-ancienne dans la région dorso-lombaire. »

La maladie, avons-nous dit, apparaît spontanément sans aucune cause occasionnelle, traumatique ou diathésique : telle est la règle dans les cas publiés jusqu'a présent. Mais néanmoins, nous voyons dans l'observation VIII, le gonflement débuter chez une femme qui était restée agenouillée pendant une heure dans un lavoir, c'est-à-dire dans un endroit humide ; le genou droit par suite de cette position se trouvait quelque peu comprimé ; il y aurait donc là dans ce cas une cause occasionnelle, qui, si légère qu'elle nous paraisse, pouvait cependant être invoquée. Dans l'observation XVII, l'arthropathie coxo-fémorale a été la conséquence immédiate d'une chute sur la hanche droite. La malade qui fait le sujet de l'observation XVIII signale bien une chute, mais elle ne peut dire si la hanche s'est démise avant ou après la chute ; les renseignements sont

____

(1) Charcot. Leçons sur les maladies du système nerveux, 2ᵉ série, 1873, p. 59.

donc encore trop incomplets pour qu'il soit permis d'en
tirer des déductions probantes pour ou contre l'influence
des traumations sur le développement de l'arthropathie.
Mais on voit que ces faits sont tellement rares qu'on ne
peut y reconnaître autre chose qu'une simple coïncidence,
et qu'on ne peut établir aucun rapport de cause à cet effet.

Le traumatisme doit être donc écarté comme cause efficiente. Et cependant M. R. Wolkmann, dans un mémoire (1)
dont nous trouvons l'analyse dans le travail de M. Charcot et les leçons de M. Ball, a émis l'opinion que l'arthropathie des ataxiques est tout simplement le résultat de la
distension que subissent les ligaments et les capsules articulaires ; la démarche maladroite, particulière à ce genre
de malades, serait, par suite, la cause occasionnelle des
luxations consécutives. Cette opinion ne peut avoir qu'une
très-faible valeur puisque, dans la majorité des cas, on ne
peut noter de traumatisme, alors que la lésion occupait les
membres inférieurs. De plus, les faits d'arthropathies du
membre supérieur sont devenus fréquents et ne sauraient
reconnaître la cause invoquée par l'auteur allemand. Enfin,
ainsi que le fait remarquer M. Charcot, les accidents articulaires se développent en général à une période peu
avancée de la maladie, alors que l'incoordination motrice
est nulle ou peu accentuée.

Prenons maintenant les statistiques des auteurs, et nous
verrons que sur les dix-huit cas que M. B. Ball a ressem-
blés, les localisations se répartissent ainsi :

<hr>

(1) Wolkmann. Canstatt's jahresbericht, 1868-1869, 2e Bd, p. 391, et
Charcot. Archives de physiologie, 1869. p. 121. Ataxie locomotrice progressive ; arthropathie de l'épaule gauche ; résultats nécroscopiques.

Les deux genoux au même degré. . . . . 1 cas
Genou droit (prédominance). 5
Epaule droite. 3
Epaule gauche. 0
Coude 1
Articulation coxo-fémorale 1
Articulation métacarpo-phalangienne. 2

« Les genoux, dit M. Ball, sont donc bien certainement le siége de prédilection de ces accidents. Cette prédisposition se rattache à la fatigue que supportent les articulations dans la marche, car ce sont les jointures dont le malade fait le plus habituellement usage qui paraissent être les plus exposées à ce genre d'arthropathies. En effet, chose importante à noter, l'épaule a été trois fois le siége de la maladie, et chaque fois, l'affection occupait le *bras droit*. Ce privilége s'explique sans nul doute par les mouvements continuels qui se passent dans le bras droit, tandis que le bras gauche qui demeure habituellement en repos, se trouve moins exposé.

Il n'en est pas ainsi pour les genoux qui fonctionnent tous les deux dans la marche ; on voit l'arthropathie s'établir indifféremment sur le membre inférieur droit, ou sur celui du côté gauche. C'est probablement pour la même raison que les deux genoux sont simultanément affectés dans la plupart des cas.

L'auteur arrive donc à conclure que la fatigue, à laquelle une jointure est habituellement condamnée, la prédispose à l'arthropathie, ou mieux que l'arthropathie des ataxiques est proportionnelle à l'usage du membre.

Dans les observations postérieures au mémoire de M. B. Ball, nous trouvons pour trois cas d'arthropathie de l'épaule droite, deux cas de l'épaule gauche, et un du coude gauche. L'équilibre est donc rétabli, et nous avons autant de cas à gauche qu'à droite. Cet argument perd, par cela même, sa valeur pour le membre supérieur droit.

D'autre part, si on peut dire que dans certains cas la fatigue joue le rôle de cause prédisposante, et seulement prédisposante, il n'en est pas moins vrai que cette cause ne sera nullement nécessaire pour la production de l'arthropathie. En effet, dans l'observation de M. Jean, nous voyons la lésion articulaire survenir chez une femme malade depuis dix-huit mois, et paraplégique depuis cette époque. Pour ces dèux raisons, il est impossible de reconnaître à la fatigue aucun rôle, soit pour le membre supérieur, soit pour le membre inférieur, et avec M. Bourneville (1), nous disons qu'il est peut-être plus rationnel d'admettre un rapport direct entre l'arthropathie et le degré plus ou moins avancé de la lésion dans le côté correspondant de la moelle.

Il est un fait très-important dans l'histoire de l'arthropathie des ataxiques et que nous avons déjà mentionné, c'est l'absence de toute réaction locale ou générale. Le gonflement de l'articulation, ou même des articulations, est énorme, et cependant le malade ne souffre pas, il n'a pas de fièvre ; localement, il n'y a ni rougeur des téguments, ni chaleur à la palpation ; ces derniers caractères serviront à eux seuls à faire le diagnostic de la maladie qui nous occupe avec le rhumatisme articulaire aigu.

On s'est demandé, non sans quelque apparence de raison, si l'absence de douleur ne serait pas liée précisément à l'existence de cette anesthésie que l'on a rencontrée de très-bonne heure dans l'ataxie progressive. Il est possible que, quelquefois, cette explication soit admissible, mais dans la majorité des cas, l'anesthésie cutanée était à peine

(1) Bourneville. Revue photographique, loc. cit.

développée; la sensibilité peut même être intacte alors que l'articulation a déjà subi des modifications assez avancées. .

M. Ball signale cependant deux cas où ôn trouvait un peu de chaleur au niveau de l'articulation malade. Chez un de ses malades, il y avait, dit-il, de la fièvre (120 pulsations). Or, le seul symptôme donné ici comme symptôme de la fièvre, c'est-à-dire la fréquence du pouls, n'a pas, du moins dans l'ataxie locomotrice, une signification absolue; à une fréquence parfois considérable du pouls correspond une température normale. Ces faits sont connus depuis longtemps, ils ont été étudiés à plusieurs reprises et on sait qu'ils sont assez fréquents dans les affections du système nerveux. Dans la méningite tuberculeuse, par exemple, n'y a-t-il rien de plus fréquent que de trouver avec une température de 37°,5, un pouls battant 120 fois à la minute? N'est-ce pas ce qui peut se passer aussi dans l'ataxie locomotrice? Dans cette affection et surtout dans la paralysie agitante, M. Charcot a signalé chez les malades une augmentation considérable du nombre des pulsations, une sensation de chaleur intérieure avec besoin constant de changer de place, sans que pour cela, il y ait élévation de température; sans que, par conséquent, les malades présentent de la fièvre.

La malade de M. Charles Bouchard, dont l'histoire est rapportée dans la thèse de P. Dubois, et que nous avons résumée dans les observations que nous donnons plus loin trouve « son genou très-gros et très-rouge. Un médecin appelé immédiatement fait appliquer des sangsues; le lendemain, la malade se lève, mais le genou, quoique moins rouge, est encore douloureux et le gonflement s'est étendu à la jambe et au pied. » La réalité de la fièvre n'est pas démontrée : les renseignements n'ont pas été pris au moment de l'accident, ils sont notés d'après les souvenirs de la malade, ils sont donc trop incertains pour qu'il soit possible de leur accorder une entière confiance. Mais c'est là, néanmoins, un fait qu'il était bon de signaler et de rapprocher des deux cas de M. B. Ball, cas auxquels nous avons adressé les mêmes objections.

Dans un certain nombre d'observations, les veines du membre malade présentent un volume énorme, elles sont considérablement dilatées et forment sous la peau un riche réseau bleu ; dans un cas, par exemple, la saphène externe et la saphène interne étaient atteintes et tout le membre inférieur présentait un aspect noirâtre.

Le gonflement, avons-nous dit, n'est pas limité à l'articulation ; ce n'est pas seulement un épanchement intra-articulaire, c'est une infiltration totale du membre. Ce gonflement ne ressemble en rien aux œdèmes d'origine cardiaque ou aux œdèmes de la maladie de Bright : il est dur, il prend et garde difficilement l'empreinte du doigt ; il ne tarde pas à disparaître, et cela assez rapidement, mais l'épanchement articulaire persiste, et souvent même augmente alors même que l'œdème péri-articulaire a disparu.

Dans tous les cas, quelques jours après le début de la maladie, ou bien le malade, s'il peut encore marcher, sent des craquements dans l'articulation, craquements très-nets parfois perçus à distance, ou bien ces craquements sont perçus pour la première fois par le médecin qui se livre à des manœuvres sur l'articulation en provoquant des mouvements : ces mouvements sont même le plus souvent exagérés, grâce à la distension souvent énorme des capsules ou des ligaments. Nous verrons plus tard, en étu-

diant l'anatomie pathologique, la cause de cette distension
et les accidents qui en résultent, disons cependant de suite
que les craquements sont dus à une lésion légère ou profonde des surfaces osseuses, à une érosion des cartilages,
ou à la production de corps étrangers libres et pédiculés.

Tels sont les symptômes principaux qui caractérisent le
début de cette affection. Celle-ci, une fois établie, nous venons de voir que le début est à peu de choses près toujours le même, mais sa marche est variable; tantôt, après
un temps plus ou moins long, les accidents s'amendent,
l'œdème disparaît, l'hydarthrose se résout ou est évacuée
par le chirurgien et le malade pourrait se considérer comme
à peu près guéri sans les craquements qui persistent. Or,
dans cette variété, rien n'est plus fréquent que les rechutes
et surtout les récidives. C'est alors que les influences extérieures acquièrent une réelle importance, importance que
nous avons niée pour le début de la maladie; à la suite de
la moindre contusion, de la moindre violence, d'un simple
faux pas, d'un simple mouvement dans le lit, on voit ap-
paraître une nouvelle poussée, caractérisée par un épanchement et de l'œdème, qui pourra acquérir une gravité
plus grande. Telle est la forme *bénigne* décrite par
M. Charcot; c'est elle qu'on observe le plus rarement, ou
du moins sa durée est très-courte dans la plupart des cas,
et elle se transforme rapidement en arthropathie *maligne*.
Ce n'est pour ainsi dire qu'un premier degré de la maladie
qui comprend plusieurs étapes, avec tantôt de l'améliora-
tion, tantôt de l'aggravation. Aussi cette période a-t-elle
été justement désignée par M. Bourneville sous le nom de
période d'état.

D'autres fois, et ce sont les cas les plus fréquents, la
maladie revêt une forme maligne. Le processus des symp-

tômes est le même que précédemment, les symptômes sont identiques, mais acquièrent une gravité très-grande tant par la rapidité de l'évolution que par l'étendue des lésions. L'hydarthrose au lieu de diminuer persiste et même aug mente, et cependant l'articulation est toujours indolente et les malades continuent à se servir tant bien que mal de leur jointure, ou tout au moins ils peuvent, avec leurs mains, faire faire au membre les mouvements les plus exagérés, sans provoquer pour cela la moindre souffrance.

L'exploration des surfaces articulaires donne des résultats variables : tantôt les extrémités osseuses sont hypertrophiées, on a dans ce cas là variété hypertrophique de M. Ball ; d'autres fois ces cas sont les plus fréquents, les épiphyses très-atrophiées ont presque disparu, ainsi que nous le verrons en étudiant l'anatomie pathologique, et leur absence peut être facilement constatée par la palpation. Par suite de ces résorptions osseuses caractéristiques de la maladie, et grace aussi à l'élongation des ligaments et à la distension des capsules fibreuses, conséquence de l'hydarthrose, rien n'est plus fréquent que de voir se produire des luxations. Les mouvements provoqués sont d'abord exagérés, ils se font presqu'en tous sens, et telle articulation à ginglyme peut décrire des mouvements aussi étendus qu'une énarthrose, et sous la moindre cause, parfois spontanément, alors que le malade est dans son lit et veut simplement ployer le membre malade, on voit survenir une subluxation et plus souvent une luxation. Un fait important et facile à prévoir, c'est la réduction facile et presque spontanée de ces luxations, ainsi que leur reproduction immédiate. Aussi est-il très-curieux de voir des ataxique luxer et réduire presqu'à volonté leur épaule, leur genou, sans qu'il en résulte pour eux aucune douleur, malgré les craquements considérables que provoquent ces mouvements. Le meilleur exemple que nous ayons vu de cette possibilité pour le malade de produire et de réduire la luxation, est celui que nous avons observé à l'Hôtel–Dieu dans le service de notre maître M. Oulmont. Cette malade faisait de sa jambe ce qu'elle voulait ; c'était une véritable jambe de polichinelle ; produisant par exemple une luxation en dehors, elle ramenait sa jambe entre les cuisses, de telle sorte que le pied pouvait s'appuyer sur la partie supérieure de la face interne de la cuisse ; les mouvements en dehors présentaient la même exagération, la flexion seule de la jambe en avant sur la cuisse était plus limitée par suite de la présence de la rotule qui existait encore : non-seulement (elle ne pouvait faire qu'un angle droit), ces mouvements ne provoquaient aucune douleur, mais elle s'amusait elle-même de l'étonnement de ceux qui n'auront pas encore vu de semblables lésions, n'osaient imprimer le moindre mouvement sans les plus grandes précautions et avec les plus grandes craintes. Cette malade présentait encore ceci de particulier qui, du reste, s'explique facilement puisque, grâce à l'étendue, à la résorption osseuse des os de l'articulation, ceux-ci n'étaient plus en contact, que les craquements existaient non dans les mouvements forcés, mais lorsqu'on les produisait en rapprochant les unes contre les autres les extrémités osseuses ; on avait alors une sensation de craquements très-fins et très-secs. Nous reviendrons, du reste, sur cette malade qui a présenté tant de phénomènes intéressants

On voit donc combien la marche est variable suivant les cas. Elle est toujours rapide au début : les symptômes révélateurs de l'affection apparaissent tous dès le premier jour. Si, dans quelques observations, nous voyons ces symptômes s'amender rapidement, et l'affection arriver à une guérison presque complète, il n'en est pas moins vra- que les récidives et les rechutes sont la règle, et que la maladie ne tarde pas à devenir maligne. Si cette dernière forme est observée dès le début, on ne voit pas d'amélio- ration se produire, en une, deux ou trois semaines au plus, le processus a terminé son évolution, les lésions sont pro- fondes et les accidents incurables. Plus tard, lorsque les luxations et les résorptions osseuses se sont pro- duites, le travail pathologique paraît s'arrêter quel- quefois, ou du moins progresser avec beaucoup plus de lenteur que dans les premiers temps, de telle sorte que cette période dure pour ainsi dire indéfiniment. Les ma- lades, même lorsque la lésion est très-accusée, dans le cas, par exemple de double luxation de la hanche, peuvent en- core marcher quelque peu, et lorsqu'ils succombent, ce n'est pas le plus souvent, par suite de ces lésions articu- laires, mais plutôt par suite d'une complication intercur- rente ou d'autres affections, parmi lesquelles la phthisie occupe la première place.

DIAGNOSTIC.

Dans les chapitres précédents nous croyons avoir établi suffisamment ce fait, à savoir, que les lésions anatomiques et les symptômes de l'arthropathie ataxique sont nette- ment tranchés quand la maladie a évolué complètement. Et cependant, jusqu'en 1868, l'affection a été méconnue et a passé inaperçue. C'est qu'en effet, le diagnostic ne laisse pas que d'être parfois très-délicat, surtout au début et dans les cas incomplets.

Nous savons qu'au point de vue symptomatique, la maladie qui nous occupe est caractérisée par un début brusque, un gonflement articulaire et péri-articulaire, parfois énorme, l'absence de fièvre et de douleur, la conservation des mouvements, la production rapide et fréquente de luxations.

Au point de vue anatomique, l'épanchement séreux, la production de corps étrangers articulaires, l'usure rapide et l'atrophie complète des épiphyses sont le propre de l'affection.

Eh bien, étant donnée une articulation malade, peut-on dire sur la table de l'amphithéâtre si on a affaire à une arthropathie ataxique, on à toute autre lésion ? Nous pouvons répondre affirmativement si la lésion est avancée, et la simple vue doit suffire pour établir le diagnostic. Nous devrons être peut-être indécis si l'affection est récente, car nous n'avons que très-peu d'autopsies au début de maladie.

Si maintenant, nous nous plaçons au point de vue purement clinique, les symptômes, même du début, sont presque pathognomoniques, du moins dans la majorité des cas, et il nous sera souvent facile de reconnaître de bonne heure que nous ne sommes pas en présence d'une affection ordinaire des articulations ; connaissant la lésion médullaire dont est atteint le malade, nous pourrons facilement rapporter l'effet à la cause.

Dans certains cas cependant, avons-nous dit, le diagnostic est délicat, aussi n'est-il peut-être pas hors de propros d'entrer dans quelques détails au sujet de chaque affection pouvant simuler l'arthropathie ataxique.

Et d'abord, il faut se garder de confondre avec ces arthropathies, les affections articulaires, telles que le rhumatisme noueux ou chronique, l'arthrite sèche, qui peuvent survenir chez les ataxiques. De ce qu'un individu présente une sclérose des cordons postérieurs, il ne s'en suit pas qu'il ne puisse être atteint par ces affections, ou du moins celles-ci ne doivent pas être mises fatalement sur le compte de la maladie médullaire primitive.

Dans l'*hydarthrose simple*, nous rencontrons bien l'indolence, mais le début est beaucoup plus lent, et, ce n'est qu'après un certain nombre de poussées successives, que l'épanchement articulaire atteint tout son volume. Les tissus péri-articulaires ne sont pas empâtés et le gonflement est limité à l'articulation malade, ce qui est rare dans l'arthropathie ataxique. De plus, les lésions anatomiques sont peu accentuées, indépendamment de l'hypertrophie de la synoviale et de ses franges, on ne constate que très-peu de désordres dans les surfaces cartilagineuses.

L'*œdème* apyrétique et indolore siégeant dans un seul membre est assez rare. Il ne reconnait guère d'autres causes que les compressions vasculaires et les maladies qui amènent la stase veineuse. La peau se laisse facilement déprimer sous la pression du doigt dont elle garde l'empreinte pendant un certain temps. Ici, au contraire, loin de déterminer une cupule par la pression, nous rencontrons sous le doigt une certaine résistance, une consistance lardacée, qui rend la confusion impossible. De plus toutes les causes ordinaires de l'œdème font défaut.

Nous ne parlerons pas du *rhumatisme articulaire aigu;* l'absence de douleur, de rougeur, de chaleur locale, de réaction générale sera suffisante.

Des caractères bien tranchés séparent nettement le *rhumatisme noueux* des cas qui font l'objet de cette étude. Cette arthrite noueuse qui siège principalement aux petites jointures, s'accompagne de douleurs paroxystiques, augmentant par la pression et les mouvements. Ces douleurs constituent de véritables accès en dehors desquels le malade ne souffre pas, ou ne souffre que très-peu, et apparaissent sous l'influence d'un léger refroidissement, du moindre changement de température. Nous trouvons bien aussi dans cette arthrite chronique des luxations, ou du moins des subluxations, mais elles sont dues, non pas à l'épanchement qui n'existe presque pas ou à l'usure des têtes osseuses, puisque nous constatons leur hypertrophie, mais bien à la contracture et à la rétraction musculaire. Enfin, la marche et surtout la terminaison sont tout à fait différentes. Dans un cas, nous avons l'ankylose fibreuse avec ou sans déplacements : dans l'autre, la laxité articulaire avec conservation et exagération des mouvements.

Les caractères qui différencient l'arthropathie ataxique de l'*arthrite sèche* ou *morbus coxæ senilis* sont peut-être moins tranchées, aussi certains auteurs font-ils, encore aujourd'hui, de la complication médullaire une variété d'arthrite sèche. Pour établir nettement les caractères de ces deux maladies nous aurons recours aux lésions anatomiques et aux signes cliniques.

L'altération des différents tissus de l'articulation dans le cas d'arthropathie ataxique, présente au début de l'affection la plus grande ressemblance avec celle de l'arthrite sèche, et nous pourrions dire une analogie complète, si ce n'était l'existence d'un épanchement considérable dans un cas, tandis qu'il y a sécheresse absolue dans l'autre. Dans les deux maladies, en effet, nous avons des altérations de la synoviale caractérisées par l'hypertrophie des franges et la production de végétations dentritiques qui s'organisent souvent et se transforment graduellement en corps étrangers, libres ou pédiculés, qui flottent dans l'intérieur de l'article. Cependant dans l'arthrite sèche, la synoviale présente une tendance générale à la destruction, tendance peut-être plus manifeste que dans l'arthropathie ataxique. Mais la sécrétion de la synoviale sera bien différente dans les deux cas.

Dans l'un, en effet, la quantité de liquide reste d'abord normale ; puis à une période plus ou moins avancée, la synovie diminue de quantité, elle devient épaisse, roussâtre ; dans certains cas même, lorsque les désordres sont très-prononcés, la sécrétion a disparu, et l'articulation présente une sécheresse absolue. Il est rare, au contraire, que la quantité de liquide augmente ou du moins lorsque cette hypersécrétion se produit, elle n'est qu'un premier degré de la maladie, ou bien une complication.

Dans l'autre, il existe au début un gonflement énorme, et nous avons assez insisté sur ce fait pour n'avoir pas besoin d'y revenir ici.

Dans les deux affections, les cartilages subissent le ramollissement, la transformation fibrillaire, velvétique ; puis une véritable usure, et finissent par disparaître. Cette disparition se montre dans certains points de la jointure, tandis que d'autres sont le siége d'altération de toute autre nature, d'épaississements partiels et d'ossification. Nous devons dire que ces cas sont la règle dans l'arthrite sèche, mais se rencontrent plus rarement dans l'arthropathie.

Telles sont les lésions du début ; nous voyons que sauf l'épanchement, elles sont à peu près identiques dans les deux maladies. Aussi, MM. Cornil et Ranvier (1) font-ils

(1) Cornil et Ranvier. Manuel d'histologie pathologique, p. 417.

d'après l'examen anatomique, de l'affection qui nous occupe une variété du *morbus coxæ senilis*.

Mais, lorsque les lésions osseuses se sont accusées (et
nous savons que cela arrive très-rapidement), alors le
doute n'est plus permis. Nous avons bien dans l'arthrite
sèche une élongation des épiphyses avec aplatissement,
des changements complets dans la forme des têtes et des cavités, changements dus toujours à la formation des produits
nouveaux se déposant autour des parties osseuses qui con-
courent à l'articulation, et sur les os eux-mêmes. Nous trouvons bien une usure légère des surfaces osseuses due à la
conservation partielle des mouvements, mais jamais nous
n'observons cette atrophie totale, cette usure rapide et
générale des têtes osseuses que nous avons constatées dans
l'arthropathie ataxique sur des pièces présentées par
M. Charcot à la Société de biologie (1875), et dessinées
dans la thèse de M. Blum. Dans l'arthrite sèche, ces têtes
sont peut-être la moitié de ce qu'elles devraient être, mais
elles existent encore ; dans notre affection les fémurs res-
semblent à des baguettes de tambour (obs. de M. Raymond). La production des ostéophytes au pourtour des
cavités est relativement rare, c'est une exception : nous
avons dans ces cas, nous l'avons déjà répété bien souvent
un processus atrophique, une destruction complète molé-
culaire, et tout cela dans un très-bref délai.

Enfin dans l'arthrite sèche, les altérations osseuses ne
se propagent pas au reste de l'os, elles se limitent à l'épiphyse, et ne s'accompagnent jamais de ramollissement ni
de suppuration. Dans l'arthropathie, au contraire, la lésion
s'étend sur la diaphyse de l'os, ainsi qu'il résulte des observations de MM. Raymond et Bourceret.

Et cependant, malgré ces caractères nettement définis,

dans une présentation à la Société anatomique, M. Després (1) supposait une fracture comminutive de la tête du fémur, en se basant sur l'épaississement de la synoviale et l'existence de petits fragments osseux au voisinage des surfaces articulaires. M. Giraldès fit remarquer avec juste raison que la fracture supposée n'occupait pas le siége habituel dans les fractures spontanées, et qu'il était absolument impossible d'admettre que la tête, détachée au niveau des insertions ligamenteuses, se fût résorbée complétement dans l'espace d'un mois.

Si maintenant nous comparons les principaux signes cliniques des deux affections, nous voyons que l'arthropathie ataxique apparait brusquement et s'installe d'emblée dans toute sa violence; l'arthrite sèche est éminemment chronique dans son allure. La luxation est aussi rare dans l'arthrite sèche qu'elle est fréquente dans l'ataxie. La présence de l'épanchement permet souvent de reconnaître chez l'ataxique, l'atrophie des têtes osseuses, tandis que la palpation de l'arthrite sèche dénote un gonflement dur, produit par l'épaississement des tissus péri-articulaires et les ostéophites. Enfin, la hanche est le lieu d'élection de l'arthrite sèche, l'épaule n'étant affectée qu'en troisième ou quatrième rang; l'arthropathie porte de préférence sur le genou, puis sur l'épaule, et la hanche ne vient qu'en troisième ligne.

En dernier lieu, la marche de la maladie peut être utilement consultée. L'évolution de l'arthrite sèche est lente et régulière, mais fatale; elle ne rétrograde jamais; les arthropathies, au contraire, peuvent aboutir à la guérison sinon absolue, du moins à peu près complète.

Certaines arthropathies se montrent encore dans les autres

(1) Société anatomique, 14 mai 1875.

affections des centres nerveux et des nerfs, mais elles
offrent presque toutes du moins certains caractères cliniques et anatomiques qui leur sont propres, et permettent
de faire le diagnostic. Au reste ce diagnostic sera facilité
par la connaissance de l'affection nerveuse primitive.

Dans les affections du système nerveux périphérique,
ces troubles articulaires ont été observés à la suite de contusion, section, plaies par armes à feu, compression par
une tumeur. Ces arthropathies siégeaient le plus souvent
aux doigts et étaient ordinairement multiples. Elles sur-
viennent tantôt lentement, tantôt d'une manière rapide
avec gonflement inflammatoire. Il y a tuméfaction légère,
rougeur, sensibilité très-grande au contact et à la pression,
épanchement articulaire et gonflement des extrémités
osseuses. Cet état persiste très-longtemps et les articulations finissent par rester raides, tuméfiées et douloureuses
au moindre mouvement. Consécutivement il peut se produire des subluxations par suite de la contracture des
muscles voisins. Ces symptômes bien différents de ceux
de l'arthropathie ataxique, ne sont que la conséquence
de la lésion musculaire.

Dans les cas de myélite soit spontanée soit traumatique,
les arthropathies sont rares, mais pourtant elles existent.
Il s'agit de lésions peu profondes, peu douloureuses, présentant un léger degré d'acuité, n'amenant point de graves
désordres dans la jointure, et bien différentes dans leur
marche et leur anatomie pathologique des formes graves
que nous avons observées dans l'ataxie locomotrice.

A la suite de certaines lésions cérébrales, dans les hé-
morrhagies, dans le cas de tumeur, surtout à la suite du
ramollissement, on voit survenir des douleurs articulaires
aux lésions de la synoviale. Ces troubles ont été signalés

par Durand Fardel, Valleix, Grisolle. M. Brown-Séquard
a insisté plus longuement sur ce fait en 1861, mais c'est
M. Charcot qui en a établi définitivement les caractères
en 1868 (1).

Quelques semaines après l'attaque, sans cause extérieure appréciable, le malade éprouve dans les membres
paralysés des douleurs vives, spontanées et presque continues. L'articulation devient très-douloureuse à la pression, et, en cherchant à lui imprimer quelques mouvements,
on arrache des cris au malade. En même temps, la jointure gonfle, la peau devient rouge et on constate un épanchement dans la synoviale. Rien jusqu'à présent ne permet
la confusion entre cette véritable arthrite subaiguë et l'ar-
thyropathie ataxique. Cependant nous devons dire que
cette forme aiguë n'est pas toujours observée; dans certains cas les symptômes sont moins accusés, ils consistent
en une douleur obscure, ne se manifestant que par les
mouvements provoqués. C'est la forme latente qui n'offre
que peu de symptômes pendant la vie, mais qui se traduit
cependant par des lésions profondes de l'articulation.

Au point de vue anatomique, rien non plus de ce que
nous trouvons dans l'ataxie : nous avons ici tous les caractères de la synovite subaiguë végétante. Nous les avons
décrits plus haut ; il est donc inutile d'y revenir. Les articulations atteintes sont de préférence celles du membre
supérieur, là où la paralysie est le plus prononcée, tandis
que c'est le genou dans l'ataxie.

Notons aussi les différences qui séparent notre arthropathie des lésions articulaires dues à l'immobilité prolon-

____

(1) Charcot. Sur quelques arthropathies qui paraissent dépendre d'une
lésion du cerveau. In Arch. de physiologie, 1868 et maladies du système
nerveux, 2° édition, 1875.

gée. Reyher qui a immobilisé, chez des chiens, les membres inférieurs à l'aide de bandages plâtrés, (1874) (1) a confirmé l'opinion de Teissier (2) et a reconnu au bout d'un certain temps l'épanchement articulaire, l'injection de la synoviale, l'altération des cartilages, l'adhérence des parties osseuses par des tractus fibreux. Ces faits ne paraissent pas constants, en clinique du moins, puisque M. Gombaut (3) a rapporté un cas de flexion permanente des deux membres inférieurs avec intégrité des articulations. Toute cette question de l'immobilité prolongée a été traitée avec soin et détail par notre collègue M. Buzot (4), mais nous le voyons ces arthrites par repos absolu et prolongé ne présentant aucun point de ressemblance avec la maladie qui nous occupe. ·

Enfin, la syphilis, donne lieu dans la deuxième et la troisième période, à des lésions articulaires bien étudiées par notre maître M. Alfred Fournier, par notre collègue et ami M. Voisin (5). Dans la deuxième période, en dehors de l'arthralgie nous trouvons des arthrites subaiguës et des hydarthroses. Dans les cas d'arthrite subaiguë, l'articulation est gonflée et tendue, elle est légèrement douloureuse à la pression et aux mouvements, et la peau présente à son niveau une suffusion rosée caractéristique, qui disparaît généralement sous l'impression du doigt pour reparaître peu de temps après. Le tissu cellulaire souscutané n'est pas généralement œdémateux, il n'y a de

(1) Reyher. Revue des sciences médicales, 1874, p. 244.
(2) Teissier. Gazette médicale de Paris, 1841, p. 625.
(3) Gombaut. Revue photographique, 1872.
(4) Buzot. Considération sur les roideurs articulaires consécutives au traitement des fractures. Thèse, Paris, 1876.
(5) Voisin. Contribution à l'étude des arthropathies syphilitiques. Thèse, Paris, 1875.

Michel.   4

l'empâtement qu'à la fin de la période secondaire. Il y a peu d'épanchement dans l'articulation, l'élévation de la température est appréciable à la main. La douleur spontanée est plus marquée la nuit, après le repos qu'après le mouvement; la douleur provoquée est assez vive, moins toutefois que dans l'arthrite aiguë, et quand la fièvre survient, elle revêt les caractères de la fièvre syphilitique, c'est-à-dire qu'elle est plus marquée le soir. Aucun de ces symptômes n'existe dans l'arthropathie ataxique, et s'il pouvait y avoir quelque indécision dans l'esprit du médecin, le traitement anti-syphilitique lèverait tous les doutes.

Mais la syphilis secondaire manifeste son action sur les jointures, non-seulement en produisant des arthrites subaiguës ; l'hydarthrose dans certains cas est la seule manifestation articulaire ; celle-ci survient alors lentement, sourdement, et n'est annoncée par aucune douleur; on ne signale pas la rougeur des téguments et la température de l'articulation n'est pas augmentée. La guérison est rapide par le traitement spécifique; si on ne l'emploie pas, la synoviale s'épaissit et amène une variété de tumeurs blanches. Le début lent, la guérison rapide par le traitement, et la terminaison par pseudo-ankylose si le malade n'est pas soigné, différencient suffisamment cette affection de celle qui nous occupe.

Les arthropathies de la troisième période de la syphilis bien étudiées par M. Richet (1) attaquent tantôt primitivement la synoviale, tantôt les extrémités osseuses, et de là l'inflammation se propage à l'articulation, d'où deux grandes classes d'arthrites : les synovites et les ostéites articulaires.

Dans les observations de M. Richet, on a constaté, in-

<hr>

(1) Richet. Mémoires sur les tumeurs blanches et mémoires de l'Académie de médecine. Paris, t. XVII, 1853.

dépendamment d'un épanchement assez considérable dans l'articulation, une synoviale épaissie par place, présentant de véritables plaques indurées, donnant la sensation de plaques cartilagineuses. Les extrémités osseuses étaient gonflées, et présentaient des tubérosités anormales, dues à l'ostéo-périostite. Chez un sujet, M. Lancereaux (1) signala l'érosion des cartilages.

Ces arthrites attaquent souvent le genou, rarement le coude ou la hanche. Elles débutent sourdement, lentement. Le malade éprouve une véritable tension dans l'articulation et bientôt, il s'aperçoit que son genou est gonflé. L'épanchement est assez abondant, les têtes osseuses présentent, ou bien des nodosités, ou bien un gonflement en masse. Le tissu cellulaire est souvent induré; la peau ordinairement normale est quelquefois bleuâtre. Les mouvements sont quelque peu gênés par la quantité de l'épanchement. Les symptômes généraux sont presque nuls, pas ou peu de fièvre, pas d'amaigrissement. La maladie guérit en quelques mois, cependant on signale l'ankylose comme terminaison possible de cette arthrite.

Tous ces caractères anatomiques et cliniques différents de ceux de l'ataxie nous dispensent d'entrer dans de plus longs détails.

Nous avons à peu près épuisé toutes les maladies pouvant jusqu'à un certain point présenter quelque analogie avec l'arthropathie de l'ataxie locomotrice progressive, et de cette étude nous sommes autorisé à conclure que cette maladie présente des caractères nettement tranchés, qu'il s'agisse soit des lésions anatomiques, soit des symptômes ou de la marche de l'affection.

(1) Lancereau, traité de la syphilis. 2e éd. Paris, 1874, p. 207.

PRONOSTIC ET TRAITEMENT.

Lorsqu'il s'agit de déterminer le pronostic d'une affection telle que l'arthropathie de l'ataxie, il faut tenir compte d'une foule de conditions.

Et d'abord l'arthropathie est-elle grave par elle-même? A cette question, nous ne pouvons répondre par l'affirmative. En effet, c'est bien un symptôme surajouté à la maladie première, une véritable complication, mais nous n'avons jamais trouvé, dans toutes les observations que nous avons réunies, qu'elle ait été une cause de mort, ou du moins qu'elle ait hâté la terminaison fatale. Dans un cas nous avons eu, il est vrai, la mort au bout de douze jours environ, mais c'était à la suite d'une nouvelle complication intercurrente, un phlegmon diffus provoqué par le contact des urines et des matières fécales, mais à la production duquel l'arthropathie était tout à fait étrangère.

Si le pronostic n'est pas fatal, il doit être au moins très-réservé. En effet, le developpement d'une arthropathie chez un ataxique, constitue le premier terme d'une série d'accidents qui peuvent déterminer des désordres irréparables dans les articulations. Prenons, en effet, les cas les plus bénins, ceux dans lesquels le malade n'a remarqué qu'un gonflement de l'articulation avec craquements, sans douleur, ni gêne des mouvements. Au bout d'un certain temps l'hydarthrose se résout, les craquements disparaissent ou du moins diminuent, mais il faut toujours songer à la fréquence des récidives, et après chaque attaque les lésions articulaires deviennent plus profondes. Au début, la lésion peut durer un ou deux mois, et arriver à une guérison à peu près parfaite. A la deuxième atteinte, la résolution de l'épanchement se fait mal, les ligaments et la synoviale se laissent distendre, les têtes articulaires s'altèrent, les luxations se produisent, et la maladie est devenue tout à fait incurable. Le malade est paralysé complètement ou ne peut faire que quelques mouvements à l'aide de béquilles.

L'arthropathie ataxique a-t-elle une influence sur la marche de la maladie première ? Si l'affection apparaît au début de l'ataxie, il paraît résulter de nos observations que l'apparition de symptômes encore latents sera précipitée, l'incoordination motrice par exemple ; mais si ces phénomènes existent déjà, ils ne nous ont pas paru aggravés par la production de la complication articulaire. En résumé, l'ataxie est peu influencée par l'arthropathie.

L'arthropathie offre une certaine gravité si nous considérons le processus anatomique, non-seulement les extrémités osseuses sont intéressées ; l'altération s'étend plus ou moins loin dans le corps de l'os qui devient friable, et se fracture par la moindre cause adjuvante. Cette fracture, bien étudiée par M. Forestier (1) est un degré plus avancé des lésions anatomiques. Nous avons vu, dans les cas de M. Charcot principalement, des malades présentant à la fois des arthropathies avancées avec luxations, et des fractures de presque tous les os longs des membres.

Il est intéressant aussi de comparer le pronostic des arthropathies ataxiques et celui des autres lésions trophiques dans les maladies cérébro-spinales. Les éruptions cutanées, l'herpès, le zona, par exemple, sont loin d'être rares. Elles se traduisent souvent par une douleur intense et persistante ; elles durent parfois très-longtemps, mais ne sont le point de départ pour l'avenir d'aucune complication im-

(1) Forestier. Des fractures spontanées. Thèse, Paris, 1874.

portante. D'autre part, l'eschare fessière, de nature trophique, à développement rapide que l'on observe chez les
hémiplégiques du deuxième au quatrième jour, présente
une gravité exceptionnelle et peut, avec l'abaissement de
la température, permettre de porter dans un grand nombre
de cas un pronostic fatal.

L'arthropathie ataxique tient pour ainsi dire le milieu
entre ces lésions trophiques; sa présence est plus inquié-
tante que celle du zona; elle est beaucoup moins grave
que le décubitus aigu.

Nous ne dirons qu'un mot du traitement si l'épanchement articulaire est trop considérable, les ponctions répétées pourront soulager le malade et tarir l'hydarthrose.
Aucun moyen thérapeutique ne peut enrayer la maladie
locale, puisque nous savons que tous ces agents sont im-
puissants contre la lésion spinale.

Dans les cas de lésion articulaire très-prononcée, il faut
avoir soin de ne pas méconnaître la nature nerveuse de
l'arthropathie. Certains malades dont l'attention se porte
exclusivement sur la lésion articulaire, s'adressent au
chirurgien pour se faire guérir de leur articulation malade. Il ne faut pas oublier que derrière l'affection locale
se cache une maladie beaucoup plus importante, qui doit
dominer la situation, et c'est le diagnostic de cette affection nerveuse qui pourra, dans certains cas, épargner au
malade l'amputation d'un membre.

PHYSIOLOGIE PATHOLOGIQUE.

Dans le cours de l'étude clinique et anatomo-patholo-
gique de l'arthropathie dans le cours de l'ataxie locomotrice progressive, que nous avons entreprise, nous avons

mis en évidence un fait important et incontestable qui en résulte directement : c'est l'intervention du système nerveux pour la production de la maladie qui nous occupe. La symptomatologie spéciale de cette affection, sa marche particulière, les lésions anatomiques considérables et pathognomoniques qui la caractérisent, la distinguent des autres lésions dont les jointures sont habituellement le siége. Tous ces caractères, elle les emprunte à son origine nerveuse. Chacun des symptômes particuliers peut être observé dans une quelconque des différentes inflammations aiguës ou chroniques des jointures ; telle lésion osseuse, fibreuse ou cartilagineuse peut se rencontrer à une certaine période des tumeurs blanches ou des arthrites déformantes; mais jamais dans aucune des maladies précitées on ne trouve réunies toutes les lésions, tous les symptômes que nous venons d'étudier. C'est que ces maladies reconnaissent une cause locale particulière d'un organe périphérique ; ici au contraire l'arthropathie est la manifestation éloignée d'une lésion centrale que malheureusement l'anatomie pathologique ne nous a pas encore fait connaître complètement.

Nous avons cherché dans l'étude du centre spinal la lésion première de l'arthropathie. Si certaines observations sont concluantes et nous permettent d'attribuer à l'atrophie des cellules des cornes antérieures un rôle prépondérant, nous avons vu que d'après d'autres observations non moins exactes, nous devons considérer telle lésion non constante et par contre rester très-prudent sur sa valeur pathogénique.

Ainsi donc, l'anatomie pathologique ne nous satisfait pas complètement; aussi devons-nous chercher à combler ces desiderata par l'étude de la physiologie pathologique et expérimentale.

L'anatomie pathologique n'a pas pu nous rendre compte de la raison première de la maladie. Cherchons à l'aide de la physiologie pathologique à en reconnaître la nature. Peut-être serons-nous arrêté dans cette étude, et devrons-nous simplement hasarder des hypothèses.

Et d'abord, quel est le rôle de la physiologie expérimentale ? Notre maître et ami M. Dieulafoy (1) nous l'apprend en quelques mots : « L'anatomie pathologique, appliquée à la clinique, nous permet le plus souvent de diagnostiquer le siége de la lésion, tandis que la physiologie expérimentale nous explique la valeur du symptôme, ce qui est bien différent ».

La physiologie expérimentale pourra-t-elle nous éclairer sur la cause et le processus de tous ces troubles trophiques qu'on rencontre si souvent dans les affections de la moelle, dans l'ataxie, par exemple ? Les expériences faites à ce sujet sur des animaux après la section complète ou partielle de la moelle, expériences que nous avons renouvelées nous-même, sans pouvoir être plus heureux, n'ont donné que des résultats peu satisfaisants et très-incomplets ; l'expérimentation ne nous sera donc pas d'un grand secours dans la question actuelle, et les notions précises que nous possédons sont plutôt dues à l'anatomie pathologique : celle-ci nous enseigne que toutes les parties de la moelle ne sont pas aptes à déterminer des troubles trophiques et que ce rôle pathogénique appartient surtout à la substance grise et aux faisceaux blancs postérieurs.

Ce n'est pas seulement pour l'étude des affections cen-

(1) Dieulafoy. Des progrès réalisés par la physiologie expérimentale dans la connaissance des maladies du système nerveux. Thèse d'agrégation, 1875.

trales que la physiologie expérimentale sera peu utile,
c'est aussi pour les lésions périphériques lorsqu'il s'agira
de provoquer des inflammations. M. Weir-Mitchell n'a
réussi qu'une fois à provoquer une névrite sur un lapin,
et M. Vulpian s'exprime ainsi : « Que d'expériences n'ai-je
pas faites dans cette direction ! J'ai étreint des nerfs dans
des ligatures plus ou moins serrées, ou je les ai pressés
contre les mors d'une pince, ou je les ai contondus en les
frappant brusquement contre deux corps durs, ou cauté-
risés avec diverses substances, ou transpercés en plusieurs
sens à l'aide d'aiguilles sans obtenir jamais une véritable
névrite suppurative au delà des points soumis à la violence expérimentale ».

Les troubles de nutrition sont-ils *directement* et *exclusivement* sous la dépendance du système nerveux ? Telle
est la première question qui se pose à nous et que nous
devons chercher à résoudre.

Cette question a préoccupé les physiologistes de toutes
les époques : « C'est une question vieille comme la médecine, dit M. Bert (1), que celle de savoir s'il existe dans les
êtres vivants un principe directeur et coordinateur, tenant
dans sa dépendance la vie de toutes les parties du corps ;
ou si au contraire celles-ci vivent chacune pour leur propre
compte, en vertu d'une autonomie dont les manifestations
synergiques chez toutes constituent l'apparente unité de
la vie ».

Les actes les plus compliqués de la vie de nutrition
s'accomplissent dans certains organismes sans l'intervention du système nerveux. Ainsi les végétaux, les animaux
inférieurs dépourvus de système nerveux, n'en vivent
pas moins d'une manière très-active. L'embryon vit aussi

(1) Bert. De la vitalité propre des tissus animaux, 1866.

a une époque où il ne contient pas une cellule nerveuse.

D'autre part certains tissus de l'homme sont complètement privés de vaisseaux et de nerfs. Les cellules épithé-
liales cependant et les cartilages vivent, et si un état pathologique survient, ils deviennent le siége d'une proliféra-
ration, indice d'une nutrition très-énergique. En outre,
les tissus greffés se développent comme l'a montré M. Bert,
et des membres que l'on a énervés continuent à vivre et
conservent leurs propriétés.

« La cause du mouvement de nutrition, dit M. Robin (1),
est dans les éléments anatomiques eux-mêmes ; chez les
végétaux, en l'absence de tout système nerveux, on voit les
tissus s'enfler subitement, les cellules croître et se multi-
plier. Chez l'embryon, les cellules naissent, s'accroissent
et se multiplient avant l'apparition de tout élément nerveux périphérique. La nutrion est donc une propriété
générale des éléments anatomiques, tant animaux que
végétaux. »

La section complète des nerfs ou de la moelle chez un
animal tend aussi à nous démontrer que ces parties n'ont
pas une influence directe et immédiate sur la nutrition des
parties périphériques.

M. Brown-Séquard, en (1849 (2) a fait la section du nerf
sciatique chez des lapins et des cochons d'Inde ; il a
constaté seulement au bout de quelques jours une tuméfaction de l'extrémité des membres, des ulcérations des
des doigts avec perte des ongles ; mais ces troubles tro-

_____

(1) Robin. Journal de l'anatomie, 1867, p. 276.

(2) Brown-Séquard. Sur les altérations pathologiques qui suivent la section du nerf sciatique. In. Comptes rendus des séances de la Société de
biologie, t. I, 1849, p. 136.

phiques ne se montrent en réalité que parce que l'anima
est devenu incapable de se soustraire à l'action des influences extérieures, au frottement sur le sol, le membre
étant privé de mouvement et de sensibilité. En effet,
lorsque le sujet était entouré de toutes les précautions
necessaires, placé par exemple dans une caisse dont le
fond était recouvert d'une épaisse couche de son, on ne
constatait plus aucune modification de la nutrition dans
le membre paralysé, si ce n'est toutefois une atrophie plus
ou moins prononcée, mais se traduisant seulement à la
longue.

Les expériences de Schiff sur les effets de la section du
trijumeau dans le crâne nous démontrent de même que si
l'œil est convenablement protégé, ou ne trouve qu'un
certain degré d'hyperémie neuro-paralytique se manifestant à l'iris et à la conjonctive.

A la suite de section transversale complète de la moelle,
et même de la destruction dans une certaine étendue de
cet organe, M. Brown-Séquard a démontré d'une façon
évidente que les ulcérations qui se forment assez rapidement au voisinage des organes génitaux sont bien la conséquence de la pression prolongée et du contact des urines
altérées, ainsi que des matières fécales auxquelles ces
parties sont exposées.

Quant à l'atrophie qui survient à la longue dans les
membres paralysés à la suite de ces sections centrales et
périphériques, elle résulte évidemment de l'inactivité fonctionnelle à laquelle est condamné le membre paralysé. La
preuve qu'il en est ainsi, c'est que, ainsi que l'a reconnu
J. Reid, cette atrophie ne se produit pas si on a soin de
faire passer chaque jour un courant galvanique à travers
le membre paralysé.

Tous les auteurs cependant ne s'accordent pas avec MM. Charcot et Brown-Séquard pour dire que le défaut d'action du système nerveux n'a pas d'influence directe, immédiate sur la nutrition des parties périphériques. Schrœder van der Kolk a noté des lésions survenues sans traumatisme à la suite de la cessation de l'action nerveuse.

Mantegazza (1) a remarqué que quelques semaines après la section nerveuse d'une extrémité, les os ont perdu considérablement de leur poids par raréfaction du tissu et par diminution prépondérante des constituants minéraux. Le professeur Adelmann de Dorpat a mentionné chez le cheval, à la suite de la section du nerf tibial, une hypertrophie du sabot.

Il y a certainement de la confusion dans tous ces faits ; cependant de leur ensemble, il parait résulter que l'absence d'action du système nerveux déterminée par la section complète des nerfs périphériques ou la destruction d'une partie de la moelle épinière, ne provoque pas dans les membres paralysés d'autres troubles que ceux qui se développeraient sous la seule influence de l'inertie fonctionnelle et de l'inactivité prolongée.

L'étude anatomique des arthropathies ataxiques nous permet d'affirmer qu'ici nous avons affaire à de véritables troubles trophiques. Ce sont des *lésions actives* présentant à un moment de leur évolution les caractères de l'irritation phlegmasique, évoluant avec une rapidité incroyable, ayant un début brusque et instantané ordinairement dans les premières périodes de la maladie, et bien différentes de ces *lésions passives*, qui s'installent lente-

(1) Mantegazza. Gaz. lombard. Cité dans l'excellente thèse de Fremy, 1872. De la trophonévrose.

ment et sans fracas, et qui reconnaissent pour cause unique l'immobilité prolongée. Ce n'est donc pas à l'impotence fonctionnelle qu'il faut rattacher la production de ces arthropathies, et ici la physiologie pathologique vient confirmer les preuves que nous avait données la clinique, puisque dans la plupart des cas le malade pouvait se servir de son membre au moment de l'accident.

Si nous avons quelques troubles nutritifs de peu de valeur et à longue échéance lorsqu'il y a absence d'action du système nerveux, nous ne voyons pas les mêmes effets se produire dans les lésions qui déterminent soit dans les nerfs, soit dans les centres nerveux, une exaltation de leurs propriétés, une irritation, une inflammation. Cette proposition du plus haut intérêt a été émise pour la première fois par M. Brown-Séquard (1). « Il importe, dit-il, de distinguer les effets de l'irritation de la moelle épinière ou des nerfs, de ceux de la paralysie ou simple cessation d'action ; en d'autres termes, il faut distinguer les effets de l'action morbide de ceux de la cessation d'action. »

La physiologie expérimentale pour démontrer ce principe nous fournit peu de preuves, mais elles sont concluantes.

En effet, nous savons que les lésions traumatiques, même les plus graves, produisent assez difficilement chez les animaux une névrite quelque peu durable.

A ce sujet, nous pouvons indiquer les résultats d'une expérience de Samuel (1). Il fait passer un courant d'induction en plaçant deux aiguilles sur les ganglions de

(1) Brown-Séquard. Recherches sur le mode d'influence du système nerveux sur la nutrition (Journal de physiologie, t. II, n° 5, janvier 1859, p. 168)

(2) S. Samuel. Die trophischen nerven. Leipzig, 1860, p. 61.

Gasser d'un lapin. La pupille se rétrécit, les vaisseaux de la conjonctive s'injectent et la sécrétion des larmes s'exagère. La sensibilité de toutes les parties constituantes de l'œil est exaltée. Après l'opération, le rétrécissement de la pupille persiste, et l'hyperesthésie s'exagère. Au bout de vingt-quatre heures, l'inflammation se déclare ; la sensibilité s'exalte toujours, et l'hypéresthésie peut s'élever à un tel point qu'à un simple attouchement de l'œil, l'animal est pris de convulsions générales. La cornée devient opaque et il survient des exulcérations. Dans un cas, il constata du pus dans la chambre antérieure. Pas d'altération de l'iris, si ce n'est de l'hypérémie. Dans cette expérience, puisqu'il y a hyperesthésie, on ne saurait invoquer l'anesthésie pour expliquer les troubles trophiques dans un œil non complètement protégé.

Schiff et Meissner, dans leurs expériences, sont arrivés aux mêmes résultats, et notent parfaitement l'inflammation de l'œil malgré la persistance de la sensibilité.

L'observation de Boch, rapportée par M. Charcot (2), relative à une femme de 57 ans, nous conduit aux mêmes conclusions. Il s'agit d'une malade qui éprouvait depuis un an dans le côté droit de la face des douleurs violentes, d'abord intermittentes, puis continues. La sensibilité de la face était un peu diminuée, mais nullement éteinte ; une pression une peu forte ramenait de vives douleurs. La conjonctive droite était injectée ; la cornée un peu opaque était ulcérée. Plus tard, l'ulcération gagna en profondeur ; l'opacité de la cornée augmenta ; enfin, il survint une perforation qui donna issue à du pus. La mort arriva inopinément. A l'autopsie, on trouva le ganglion de Gasser du côté droit volumineux et très-dur. Les trois branches du

(1) Charcot. Loc. cit., p. 16.

trijumeau droit, jusqu'à la sortie de l'os, étaient également très-épaisses.

L'irritation de la moelle soit spontanée, soit traumatique, produit aussi, dans certains cas, des troubles trophiques. L'observation de M. Moynier (1) en est un exemple frappant.

Il s'agit d'un jeune homme de 18 ans, ayant présenté les symptômes de la myélite subaiguë à la suite du séjour prolongé dans un endroit humide et de grandes fatigues. Le 16 février 1859. il entre dans le service de Trousseau. La paralysie du mouvement a commencé dans les membres inférieurs le 15 janvier; elle était complète le 9 février. Le 23, la peau de la région sacrée est le siége d'une fluxion érythémateuse. Le 5 mars, il s'y développe une eschare. Le 6, une douleur vive se manifeste dans le genou droit qui est tuméfié et donne la sensation de fluctuation. Il y a en outre tuméfaction douloureuse de l'articulation tibiotarsienne du même côté. Le 8, le genou avait diminué de volume. Le 9, eschare au talon. Mort le 27. A l'autopsie, on trouve un foyer de ramollissement siégeant à 4 centimètres au-dessus de la queue de cheval. Malheureusement, il n'est pas fait mention de l'état des articulations.

MM. Hayem et Liouville ont fait de nombreuses expériences sur les animaux, dont les résultats sont consignés dans la thèse de M. Dujardin-Beaumetz (2).

Dans les traumatismes de la moelle qu'ils ont produits, il est fait mention de troubles trophiques cutanés, mais non articulaires. Cependant, M. Brown-Séquard (3) en a

(1) Brown-Séquard. Journal de physiologie, t. III, p. 138, 1863.
(2) Dujardin Beaumetz. De la myélite aiguë. Thèse d'agrégation, 1872.
(3) Brown-Séquard (Société de biologie, 1870).

signalé à la suite de traumatisme de la moelle, chez le cobaye.

Dans les mémoires de la Société de biologie (1), on trouve deux observations, l'une due à MM. Joffroy et Salmon, l'autre à M. Viguès, et les conditions dans lesquelles les faits ont été recueillis valent certainement une expérience physiologique. Il s'agit de deux individus chez lesquels des sections limitées de la moelle ont déterminé des accidents de la plus grande netteté. Le malade, observé par M. Joffroy, avait reçu un coup de poignard au niveau de la troisième vertèbre dorsale ; la moelle ne fut sectionnée que dans sa moitié gauche, la paralysie du mouvement et l'hyperesthésie siégeaient à gauche, l'anesthésie était à droite ; une eschare se développa à droite et une arthropathie survint dans le genou gauche. Le malade observé par M. Viguès est, en tous points, semblable au précédent, avec cette seule différence, que la plaie de la moelle ayant porté dans sa moitié droite, on observa la paralysie du mouvement et l'hyperesthésie à gauche, l'anesthésie à droite, l'eschare fessière du côté droit, et l'arthropathie dans le genou gauche.

De l'ensemble de ce fait, il paraît vraisemblable de conclure que l'irritation des nerfs ou des centres nerveux est de nature, dans de certaines conditions, à provoquer à distance les troubles trophiques les plus variés, notamment des arthropathies.

Mais, ce premier point une fois établi, par quelle voie, par quel mécanisme cette irritation de système nerveux vient-elle retentir sur les parties périphériques, et y déterminer des lésions trophiques ? Celles-ci sont-elles dues à la paralysie ou à l'irritation des vaso-moteurs ?

(1) Société de biologie, 1873, p. 20 et 28.

Dépendent-elles d'une irritation de ces nerfs hypothétiques, désignés sous le nom de nerfs trophiques? Ou bien sont-elles sous la dépendance d'actes réflexes à distance? Tels sont les points en litige.

La théorie de la paralysie des vaso-moteurs pour rendre compte des troubles trophiques, des arthropathies en particulier a été soutenue par M. Schiff (1).

Cet auteur pense que ces lésions naissent dans les parties hyperémiées par le fait de la paralysie des vaso-moteurs sous l'influence du plus léger irritant mécanique local, et que l'inflammation revêt là facilement le caractère destructif. Mais il se trouve en contradiction formelle avec la majorité des observateurs, avec MM. Snellen, Virchow, Weber et Cl. Bernard (2).

Lex expériences de ce dernier auteur et de M. Brown-Séquard nous montrent, en effet, que la paralysie des nerfs moteurs a pour effet de congestionner la partie à laquelle ils se rendent, de la placer dans un état favorable au développement de l'inflammation, mais ces conditions ne suffisent pas à provoquer des troubles trophiques. « La paralysie vaso motrice, dit M. Vulpian, ne saurait produire directement l'inflammation ; elle ne détermine qu'une faiblesse, une prédisposition locale qui rend les tissus plu. sensibles aux causes d'irritation. Jamais on n'a vu l'atrophie des muscles de la tête se produire chez les animaux à la suite de la section du cordon cervical du grand sympathique. » Du reste, comme le fait remarquer M. Charcot, s'il s'agissait de paralysie des vaso-moteurs, l'hyperémie locale devrait fatalement entraîner une élévation de la

(1) Schiff. Physiologie de la digestion, t. I, p. 236 et t. II, p. 423.
(2) Cl. Bernard. Système nerveux, t. II, p. 65, 1865.

Michel.   5

température dans les parties où se déclarent des troubles de nutrition ; or c'est le contraire qui arrive.

Une autre théorie a été soutenue, celle des *nerfs trophiques*. Elle est dûe à Samuel. Auguste Comte avait déjà supposé qu'il y avait des *nerfs spéciaux de la nutrition* « remplissant envers elle, avec moins d'énergie, un office de perfectionnement analogue à celui des nerfs moteurs pour les fonctions musculaires. » Le rôle des nerfs trophiques serait « non pas d'opérer directement, mais d'activer dans les profondeurs des tissus les échanges qui constituent l'assimilation et la désassimilation élémentaires. »

L'existence des nerfs trophiques n'est pas démontrée anatomiquement ; beaucoup d'expériences ne leur ont pas été favorables, et « jusqu'à ce qu'on ait fourni une preuve quelconque de leur existence, il ne convient de fonder aucune théorie sur cette hypothèse. » (Vulpian.)

Cependant, M. Vulpian, tout en niant l'existence de nerfs purement trophiques, admet des centres trophiques siégeant dans le cerveau(1), la moelle ou les ganglions spinaux, mais dont l'action s'exerce sur les différents tissus par les nerfs ordinaires, tant sensitifs que moteurs ; néanmoins, cet auteur pense que dans la production des troubles trophiques, la paralysie vaso-motrice joue le rôle de cause prédisposante, tandis que la cause efficiente serait la production d'un traumatisme ou d'une irritation très-légère, incapable chez un sujet sain de provoquer le moindre processus phlegmasique ou nécrobiotique. Telle est la conclusion de cet auteur relativement aux arthropathies d'origine nerveuse : « On doit admettre, suivant moi(2), que le développement de ces arthropathies est

(1) Vulpian. Leçons sur l'appareil vaso-moteur, t. II, p. 569.
(2) Voir nos articles sur l'hemianesthesie et l'hémichorée, in Gazette hebdomadaire, n° 10, 23 et 24, 1875, ainsi que la remarquable thèse de M. Raphael Veyssière (Recherches cliniques et expérimentales sur l'hémianesthésie de cause cérébrale. Paris 1874.)

favorisé par l'affaiblissement, ou la perversion, ou l'exaltation de l'influence trophique que la moelle exerce sur les tissus des jointures affectées; dans certains cas, la diminution de la sensibilité peut favoriser aussi la production de ces affections articulaires. Mais il ne me semble pas encore démontré que la lésion qui existe dans les centres nerveux chez les malades atteints d'ataxie locomotrice, d'atrophie masculaire progressive, de myélite traumatique, etc., puisse par elle seule (bien que cela ne soit pas impossible) donner naissance à des inflammations des articulations. D'après les faits que j'ai vus, je crois qu'il y a presque constamment, sinon toujours, dans ces cas, intervention d'une cause irritante, telle que contusion, distension violente des articulations, contact continu réciproque des mêmes points des surfaces articulaires, tiraillement prolongé des ligaments, des capsules articulaires et de la synoviale qui les revêt. »

Enfin, les lésions de la moelle ou des nerfs peuvent encore provoquer des phlegmasies ou des atrophies à distance par action réflexe, étudiées par M. Brown-Séquard (1). L'irritation névralgique des fibres nerveuses centripètes peut produire dans le centre trophique du nerf affecté une modification fonctionnelle qui retentit, par l'intermédiaire de ces fibres, ou d'autres fibres du même nerf sur les tissus avec lesquels leurs extrémités périphériques sont en rapport. Si l'activité fonctionnelle des centres trophiques est diminuée, les phénomènes trophiques qui ont lieu dans ces tissus offriront une moindre intensité que dans l'état normal; si cette activité s'exagère, ces phénomènes s'exagéreront aussi;

(1) Brown-Séquard. Leçons sur les nerfs vaso-moteurs (traduction française par Beni-Barde, p. 45).

enfin, si cette activité se pervertit, ces phénomènes subiront une perversion plus ou moins prononcée. Il est possible, ajoute M. Vulpian, de se représenter ainsi comment une névralgie pourra, par une véritable action réflexe, troubler les actes nutitrifs, qui s'exécutent dans les tissus avec lesquels les extrémités du rameau nerveux souffrant ou des autres rameaux du même nerf sont en rapport, et déterminer de cette façon une inflammation plus ou moins aiguë de ces tissus.

Indépendemment des lésions articulaires dans l'ataxie locomotrice progressive, nous trouvons accompagnant ces arthropathies, un œdème plus ou moins généralisé du membre. Cet œdème reconnaît évidemment pour cause l'altération nerveuse primitive. L'intervention du système nerveux dans la production de certains œdèmes a été démontrée dans ces derniers temps d'un façon péremptoire par M. Ranvier (1). M. Vulpian dans ses leçons sur les vaso-moteurs consacre un chapitre à cette étude. Cet auteur éminent arrive à conclure, que dans les cas d'altérations des centres nerveux l'œdème reconnaît pour causes principales l'affaiblissement de l'activité tonique des nerfs vaso-constricteurs, et l'inertie des muscles paralysés.

(1) L. Ranvier. Recherches expérimentales sur la production de l'œdème (Comptes rendus de l'Académie des sciences, 20 décembre 1869).

OBSERVATIONS

Obs. I. — Ataxie, arthropathie du genou droit, puis du genou gauche (Obs. de M. Ball, *loco citato*).

P... (Jean), 38 ans, maçon, entré le 22 août 1868, à la Pitié, service de M. le professeur Béhier.

Douleurs fulgurantes en 1865.

Au commencement de 1867, hydarthrose du genou droit ayant duré quelques mois Puis le genou gauche fut pris à son tour.

Au mois de mars 1868, le genou gauche se tuméfia de nouveau, mais le gonflement ne devint considérable qu'au mois d'août, après une chute sur le genou malade.

Hydarthrose énorme avec œdème de toute la jambe, mobilité anormale du genou permettant des mouvements de latéralité. Craquements nombreux.

Pas de rougeur ni de douleur de l'articulation.

Ponction capillaire donnant issue à de la sérosité, légèrement teintée de sang.

Obs. II. — Ataxie, arthropathie de l'épaule gauche.

Le P... (Françoise), 49 ans, entrée le 1er mai 1867, dans le service de M. Charcot, à la Salpêtrière (recueillie par M. Bourneville).

Ataxie depuis dix ans ; douleurs fulgurantes depuis six ans. Le 9 juin 1868, en se réveillant, la malade s'aperçut que tout le membre supérieur gauche était considérablement tuméfié, la peau était rouge, comme bronzée. Au bout de trois jours, le gonflement avait disparu au bras et à l'avant-bras : seule l'épaule était restée tuméfiée. Hydarthrose, craquements, pas de douleur.

La malade a succombé le 15 août à une diarrhée cholériforme.

Autopsie. — Coloration noirâtre des tissus péri-articulaires. Bourse synoviale énorme sous le deltoïde.

Dans la synoviale, un peu de liquide citrin pas d'arborisations vasculaires, mais la synoviale est épaisse et fongueuse ; quelques concrétions ossiformes dans l'épaisseur de la capsule, pas de corps étrangers intra-articulaires.

La surface articulaire est rugueuse et érodée, et ne présente aucune trace du cartilage d'encroûtement ; une portion considérable de la tête osseuse a disparu, comme si le frolement l'avait usée ; au pourtour de cette lésion il existe quelques ostéophytes arrondis, mais on ne voit point de ces bourrelets osseux, comme dans l'arthrite sèche ; on constate, au contraire, une véritable atrophie de la tête de l'humérus.

La cavité glénoïde présente le même aspect ; sa surface est rugueuse et érodée comme celle de l'humérus, mais à un moindre degré. Toute trace de cartilage a disparu. Il n'y a point de bourrelets osseux.

L'examen histologique de la moelle a été fait par MM. Charcot et Joffroy (1).

Dans toutes les régions de la moelle épinière, les cordons postérieurs présentaient l'altération scléreuse fasciculée, propre à l'ataxie ; aux régions lombaire et dorsale, la presque totalité des cordons postérieurs était envahie par l'altération, tandis qu'à la région cervicale, celle-ci n'occupait plus qu'un espace triangulaire assez étroit, situé dans l'axe médian antéro-postérieur et qui allait en s'amincissant progressivement à mesure qu'on remontait vers le bulbe. Partout, les cordons antéro-latéraux étaient sains. La substance grise, elle aussi, cornes et commissures, était dans tous les points de son étendue parfaitement indemne, si ce n'est toutefois dans les deux tiers inférieurs du renflement cervical. Sur toutes les coupes faites à ce niveau, on reconnaît ce qui suit : la corne antérieure du côté droit, ainsi que les commissures et les cornes postérieures des deux côtés présentent comme dans les autres régions tous les caractères de l'état normal. Au contraire, la corne antérieure gauche est manifestement déformée et atrophiée. Elle s'est pour ainsi dire rétrécie sur tous les points, suivant son diamètre antéro-postérieur, d'un tiers environ, en même temps que son diamètre transverse a subi une élongation notable. De plus, elle semble avoir éprouvé un mouvement qui l'aurait rejetée de dedans en dehors et d'avant en arrière, de telle sorte que son angle interne s'est écarté du sillon médian antérieur. Ce changement de configuration n'est d'ailleurs pas le seul fait qui mérite d'être signalé. Un bon nombre des grandes cellules nerveuses font défaut dans l'axe de la corne antérieure gauche. C'est le groupe cellulaire postérieur externe qui paraît surtout avoir souffert. En certains points, il a été à peu près complètement supprimé. Les cellules des groupes antérieur externe et antérieur interne sont au contraire, à droite et à gauche à peu près en nombre égal. Il ne nous a pas été possible de déterminer avec précision les caractères du processus morbide qui a produit dans la corne gauche ce changement de configuration et cette disparition d'un certain nombre de cellules nerveuses. Nous croyons pouvoir affirmer seulement

(1) Note sur une lésion de la substance grise de la moelle épinière observée dans un cas d'arthropathie liée à l'ataxie locomotrice progressive (*In Arch, de physiologie*, 1870, p. 306).

qu'il ne se trouvait là ni foyers de désintégration granuleuse, ni traces bien évidentes de métamorphose fibrillaire, ou de multiplication des noyaux de la névroglie.

Existait-il une relation quelconque entre cette altération de la substance grise et celle qu'occupait les faisceaux postérieurs? Cela est au moins vraisemblable. On ne saurait admettre toutefois sans réserve que le travail morbide dont ces faisceaux étaient le siége, se soit propagé de proche en proche jusqu'à la corne antérieure gauche. On ne trouvait, en effet, aucune trace d'une telle propagation ; la dégénération grise des faisceaux postérieurs n'occupait à la région cervicale, ainsi qu'on l'a fait remarquer plus haut qu'un espace assez limité, au voisinage du sillon médian, et les parties de ces faisceaux qui confinent à la commissure grise et aux cornes postérieures paraissaient exemptes d'altérations.

La lésion qui vient d'être décrite se retrouvait toujours exactement limitée à la corne antérieure du côté gauche, dans toute l'étendue du renflement cervical ; mais elle allait en s'atténuant vers le bulbe, et elle avait cessé d'exister à la partie supérieure de la région dorsale.

OBS. III. — Ataxie, arthropathie de l'épaule droite.

P... (Virginie), 56 ans, concierge, entrée le 10 avril 1851, à la Salpêtrière (service de M. Charcot).

Douleurs fulgurantes, il y a vingt-trois ans. En 1866, un matin elle trouve son épaule gauche très-tuméfiée.

OEdème considérable du bras et de l'avant-bras.

Craquements dans l'articulation. Mouvements non douloureux. À la ponction on retire 50 grammes de liquide séreux.

On pratique à quelques jours d'intervalle cinq ponctions, qui donnent issue chacune à 100 grammes de liquide citrin.

En 1868, on constate que l'acromion est très-saillant ; le deltoïde très-tendu ; le creux sus-claviculaire est en partie effacé, et on y sent une saillie irrégulière, dure, qui se déplace quand on imprime des mouvements au bras, cette saillie n'est autre que la tête de l'humérus ainsi qu'on peut le constater en introduisant la main dans l'aisselle. Il existe donc une luxation intra-coracoïdienne. La tête de l'humérus paraît plus petite qu'à l'état normal. La luxation se réduit très-facilement, mais elle se reproduit dès que la malade fait un mouvement.

OBS. IV. — Ataxie, arthropathie du genou droit, symptômes moins accusés
à gauche (Résumé).

C... (Louis), 43 ans, entré le 25 octobre 1868 dans le service de M. Béhier.

Il y a trois ans, douleurs fulgurantes dans les deux jambes. Il y a un an, le genou droit et la jambe augmentent insensiblement de volume ; le malade peut encore continuer à travailler. Il y a trois mois, il fut prit de douleurs violentes dans les jambes, et entra dans le service de M. Proust. La tuméfaction ayant augmenté rapidement, et une hydarthrose considérable s'étant emparée du genou, une ponction fut faite dans le mollet, avec un trocart capillaire, et une quantité considérable de sérosité fut évacuée. Le genou continua à enfler, il se forma spontanément une seconde ouverture à la partie inférieure du mollet, et il en sortit une grande quantité de pus séreux.

On songeait à pratiquer l'amputation, lorsque le 17 octobre, on constata l'existence d'une hydarthrose spontanée et indolente du genou gauche. M. Charcot examina le malade, et reconnut qu'il s'agissait d'une arthropathie spinale. La jambe droite est très-volumineuse ; les points les plus hypertrophiés sont le genou et le mollet.

Hypertrophie manifeste de l'extrémité inférieure du fémur, surtout à la face antérieure de l'os. Les mouvements de latéralité sont très-étendus ; l'extension et la flexion sont très-limitées ; craquements.

Le genou gauche est le siége d'une hydarthrose évidente ; mouvements de latéralité anormaux ; craquements dans l'articulation, mais moins prononcés qu'à droite.

OBS. V. — Ataxie, arthropathie du genou gauche.

P... (Eugène), 35 ans, employé, entré à l'Hôtel-Dieu de Troyes, le 9 novembre 1867, service de M. Viardin.

A 30 ans, affaiblissement de la vue, surtout à gauche. En 1866, dans l'espace d'une nuit, sans traumatisme aucun, hydarthrose considérable du genou gauche, sans rougeur ni douleur. En 1867, craquements articulaires pendant les mouvements de flexion et d'extension.

OBS. VI. — Ataxie, arthropathie du coude gauche (observations de
M. Charcot).

B... âgée de 56 ans, atteinte d'ataxie depuis 10 ans.

Douleurs fulgurantes dans les jambes, depuis longtemps ; dans les bras, depuis trois ans.

En 1865, gêne dans les mouvements du coude gauche. Gonflement subit de l'articulation ; mouvements non douloureux, ce gonflement persista un mois, puis diminua progressivement. En 1867, les mouvements ont repris leur étendue première, mais s'accompagnent parfois de craquements.

Obs. VII. — Ataxie, arthropathie du genou droit (observation de
M. Charcot).

X..., médecin, 36 ans. Douleurs fulgurantes et gastriques depuis trois
ans. Troubles de la marche depuis quatre mois. Actuellement, gonflement
considérable du genou droit. Ce gonflement a apparu subitement sans douleur, ni rougeur. Un peu de gêne des mouvements. La synoviale était distendue par une grande quantité de liquide. La moitié inférieure de la cuisse,
et le tiers supérieur de le jambe étaient aussi très-notablement gonflés.

Obs. VIII. — Ataxie, arthropathie du genou droit (observation de
M. Charcot).

L... (Louise), 56 ans, entrée à la Salpêtrière le 14 février 1868. Début des
douleurs fulgurantes en 1859. A la fin de 1865, la malade après s'être agenouillée pendant une heure au lavoir, remarqua que sa jambe droite était
uniformément gonflée depuis la cheville jusqu'au genou ; puis la tuméfaction gagna la partie inférieure de la cuisse. Pas d'accidents généraux, pas
de rougeur, pas de douleur dans les mouvements spontanés ou communiqués. Au bout de deux mois de séjour dans le lit, la tuméfaction avait disparu, sauf au genou, qui était le siége de craquements aux moindres mouvements.

Obs. IX. — Ataxie-Arthropathie du genou gauche. (Observation de
M. Charcot).

M. B..., 45 ans, avoué, est atteint d'ataxie locomotrice depuis 1860. En
1865, le malade en se couchant trouva sa jambe et son genou gauches très-
enflés. Ces parties n'avaient été pendant la journée le siége d'aucune sensation pénible. La tuméfaction commençait au tiers inférieur de la jambe,
et remontait jusqu'à la partie inférieure de la cuisse. Le malade put continuer ses occupations sans douleur pendant huit jours. La tuméfaction avait
complètement disparu au bout de quinze jours ; et actuellement l'articulation ne diffère en rien de celle du côté droit, mais il s'y produit quelques-
fois dans les mouvements brusques, des craquements assez prononcés.

Obs. X. — Ataxie-Arthropathie du genou gauche. (Observations de
M. Bouchard. (1)

G.. (Célestine), 42 ans, entrée dans le service de M. Béhier, le 3 sep-

(1) Publiée dans la thèse de M. Paul Dubois. (Etudes sur quelques points
de l'ataxie locomotrice progressive 1868.)

tembre 1867. Les douleurs fulgurantes ont débuté l'âge de 36 ans. Dix-huit mois après, troubles d'incoordination motrice.

A l'âge de 41 ans, un matin, sans cause appréciable la malade ressent un craquement dans le genou gauche; elle se rend au marché, mais en revenant, elle souffre dans l'articulation femoro-tibiale gauche. Arrivée chez elle, elle trouve son genou très-gros et rouge.

Un médecin appelé immédiatement fit appliquer des sangsues. Le lendemain la malade se lève ; mais le genou quoique moins rouge est encore douloureux et le gonflement s'est étendu à la jambe et au pied. Ce gonflement de la partie inférieure du membre ne s'accompagne ni de douleur ni de rougeur. Cette tuméfaction de la jambe dura seulement quelques jours ; mais la douleur persista dans le genou pendant un mois et demi ; cette jointure à partir de cette époque a toujours été un peu plus grosse qu'à l'état normal et à toujours fait ressentir à la malade des craquements pendant les mouvements.

Obs. XI. — Ataxie locomotrice datant de cinq ans. Arthropathie du genou gauche.

M... G..., âgé de 50 ans, est atteint depuis cinq ans d'une ataxie locomotrice progressive, caractérisée principalement par des douleurs fulgurantes dans les membres inférieurs et supérieurs. Les troubles de la locomotion se sont surtout développés depuis le mois de septembre dernier. A cette époque, aggravation très-rapide des principaux symptômes de la maladie et tuméfaction considérable mais indolente du genou gauche. La cuisse et la jambe ont participé à l'enflure. Aucune violence extérieure n'était intervenue.

Le genou droit à participé dans une certaine mesure à l'affection développée du côté opposé.

Hydarthrose des deux genoux.

Au mois de janvier, il existe encore un peu de tuméfaction générale du membre inférieur gauche et un peu d'empâtement du genou droit. Le fémur gauche présente une hypérostose voisine de l'extrémité inférieure ; il en est de même à l'extrémité supérieure du tibia.

Craquements très-prononcés dans les genoux, surtout le gauche, pendant la marche.

Pas de mobilité latérale de la jointure.

Obs. XII. — Ataxie, arthropathie du genou gauche.

M... (Sylvani), ataxique depuis trois ans et demi. Il y a trois ans, hydarthrose considérable du genou gauche sans rougeur et sans accidents réactionnels.

Aujourd'hui craquements dans le genou gauche sans augmentation de volume.

Obs. XIII. — Ataxie, arthropathie de l'épaule droite; atrophie rapide de l'extrémité supérieure de l'humérus.

M... (Marie), 46, entrée le 4 juillet 1865, à la Salpêtrière, service de M. Charcot.

Premiers symptômes de l'ataxie il y a sept ans. En 1868, le 15 novembre pour la première fois, la malade s'aperçoit qu'elle a le coude enflé du côté droit, ainsi que la partie supérieure de l'avant-bras. Huit jours auparavant elle avait eu des craquements dans l'épaule.

Gonflement de l'avant-bras droit, du bras et de l'épaule ; le creux axillaire est en partie comblé ; l'épaule est arrondie, les régions sus et sous épineuses sont gonflées ainsi que le bord antérieur de l'aisselle.

Pas de cupule à la pression ; pas de douleurs spontanées ni provoquées au niveau des parties tuméfiées.

Le 17 novembre. Craquements dans l'épaule et le coude droits.

Le 28. Tension de plus en plus manifeste autour de l'épaule droite, surtout au-dessous du deltoïde ; à ce niveau on perçoit de la fluctuation. Les craquements persistent et se font sentir à chaque mouvement.

Le 30. Le gonflement du bras a presque disparu mais il existe une tension considérable de la synoviale de l'articulation scapulo-humérale. Fluctuation très-nette.

En imprimant des mouvemente aux bras, on s'aperçoit que la tête humérale se luxe en avant ou en arrière suivant les mouvements qu'on lui imprime. Elle revient facilement à sa place en produisant des craquements très-bruyants.

Le 1er mai 1869. Tout gonflement a disparu, mais il existe une luxation permanente de l'humérus en arrière ; elle se réduit avec la plus grande facilité, mais reparait aussitôt qu'on retire la main. On sent au-dessous des ligaments l'extrémité supérieure de l'os irrigulière et partiellement détruite.

Obs. XIV. — Ataxie. Arthropathie des deux genoux avec hydarthrose énorme et jambe de polichinelle des deux côtés.

Anne P..., 63 ans, concierge, admise à la Salpétrière en 1865. Douleurs fulgurantes remontant à une époque très-éloignée, avec crises gastralgiques et vomissements. Les deux genoux sont très-volumineux ; le droit mesure 38 centimètres, le gauche 34.

Du côté droit la rotule est très-mobile ; une distance de 4 centimètres la sépare du tibia. L'articulation est remplie d'un grand nombre de corps étrangers d'un volume variable ; les plus considérables sont de la grosseur d'une noix. Le tibia est complètement luxé en arrière et on peut aisément lui imprimer des mouvements de latéralité.

Pas de douleur provoquée ni spontanée, mais craquements nombreux. A gauche la tumeur est un peu moins volumineuse, et le tibia n'est pas luxé.

Epanchement énorme des deux côtés avec fluctuation. Les extrémités des os sont épaissies, mais on ne trouve pas de bourrelets osseux.

Obs. XV. — Ataxie. Arthropathie du genou droit et de l'épaule droite
(Observation de M. Raymond, résumé).

Leisier (Rose-Louise) femme P..., 51 ans, entrée le 4 novembre 1873, service de M. Charcot,
Incoordination motrice dans les membres inférieurs, datant de 1860.
Le 15 octobre 1873. Le membre inférieur droit enfle peu à peu sans douleur.
Le 4 novembre. La malade eut un étourdissement, elle glissa de son fauteuil par terre, fut prise de vomissements avec perte de la parole. On la transporta à l'infirmerie. A 5 heures du soir elle était à peu près dans le même état que le matin. La jambe droite était douloureuse, enflée dans toute son étendue, rénitente, manifestement plus chaude (à la main) que la jambe gauche. Les veines sous-cutanées sont très-développées ; la peau a une teinte cyanique ; au creux poplité ecchymose noire considérable. La malade se plaint de douleurs vives dans le membre ; on ne peut constater s'il y a des lésions profondes, fractures ou luxations, à cause des souffrances que les mouvements réveillent dans les articulations, et surtout à cause du gonflement.
Le genou droit est très-augmenté de volume surtout en dedans.
Le lendemain, les mouvements spontanés sont possibles et assez faciles, la malade peut placer sa jambe dans l'extension complète. Les mouvements de flexion, au contraire sont incomplets. Quant aux mouvements de latéralité, ils sont assez étendus, chaque condyle semble sortir de la cavité glénoïde correspondante.
Les mouvements provoqués permettent de mettre la jambe, non-seulement dans une extension complète mais même de dépasser cette position et d'obtenir une déviation assez notable, pour que cette jambe forme avec la cuisse en avant un angle obtus très-ouvert.

Dans ces divers mouvements qui ne sont pas douloureux, on perçoit des craquements très-accusés.

Tout autour de l'articulation, empâtement très-prononcé. Pas de fluctuation, la rotule n'est pas soulevée.

Le membre inférieur gauche et les membres supérieurs droits sont sains.

Quinze jours après le début de ces accidents, la jambe droite était revenue à son état normal.

Le 24. La malade ressentit une vive douleur à l'épaule droite, douleur qui s'est bientôt propagée à tout le membre, et a été plus intense aux diverses articulations. Le membre est lourd, la région deltoïdienne tuméfiée. Les veines sous-cutanées sont très-développées. Œdème dur de la région, ne gardant pas l'empreinte du doigt, sans rougeur ni chaleur. Craquements manifestes

Le 9 décembre. L'articulation scapulo-humérale est plus tuméfiée. Fluctuation manifeste. On fait une ponction avec le trocart de potasse, et on retire 15 à 20 grammes d'un liquide séro-sanguinolent.

Le 10. Le gonflement est moins considérable.

Le 11. On perçoit des craquements manifestes au coude. Quant à la jambe, il y a une telle laxité de ligaments au genou, qu'elle semble simplement suspendue par un lien au fémur, elle joue dans tous les sens et se luxe à volonté.

Obs. XVI. — Ataxie. Arthropathie du genou droit. (1)

Le malade a eu de l'incoordination motrice en juin 1868 et les douleurs fulgurantes six mois après. En juin 1873, la jambe droite est enflée et œdémateuse au-dessous du genou. En juin 1874, l'enflure de la cuisse droite commence un peu au-dessous de l'aine et augmente jusqu'au genou. Ce gonflement cesse au-dessous du bord inférieur de la rotule. La peau est traversée par de larges veines. L'extension de la jambe se fait bien, la flexion est un peu limitée. Depuis trois mois, il s'est produit une subluxation de la jambe par distension du ligament interne. La pression du doigt ne laisse pas d'empreinte. Hydarthrose énorme, sans fièvre, ni chaleur, ni douleur.

Obs. XVII. — Ataxie. Luxation coxo-fémorale (service de M. Verneuil. In. Th. Blum. agr. 1875).

Lemaire (Jules), 37 ans, entré le 7 janvier 1875.

En 1862, douleurs fulgurantes dans les bras et les jambes, qui durèrent

____

(1) Observation du D$_r$ Thomas Buzzard, *in the lancet*, vol. II. p. 262. 1874.

jusqu'en 1873, époque à laquelle elles cessèrent à la suite d'hémiplégie gauche qui dura trois mois. En 1874, il fit une chute sur la hanche droite ; un gonflement subit s'empara de la hanche et de la cuisse droites, et on remarqua une légère claudication. Un médecin diagnostiqua une luxation spontanée de l'articulation coxo-fémorale droite. Quarante-deux jours après, la luxation persistait.

En juin 1875. La jambe droite présente un raccourcissement de 3 c. m. qui peut être porté jusqu'à 6, lorsqu'on pousse la jambe vers la crête iliaque. La région de la hanche est flasque, empâtée ; le grand trochanter fait une saillie notable dans la fosse iliaque externe, et se trouve assez rapproché de la crête iliaque.

En produisant des mouvements, on constate des craquements mais aucune formation de stalactites osseuses. On sent nettement une absence complète de la tête du fémur. Les mouvements sont très-étendus. Dans la rotation en dehors, on peut porter le talon directement en avant, de sorte que la face interne du pied devient externe ; dans la rotation en dedans, le bord interne du pied regarde directement en arrière. Les mouvements d'adduction permettent de mettre la jambe presque en croix sur la gauche. On peut, par la traction allonger la jambe, ou la raccourcir par pression de 6 centimètres environ.

En un mot la cuisse droite ressemble à celle d'un polichinelle ; le jeu de l'articulation est des plus anormaux ; on dirait une absence complète de la tête du fémur, et d'une grande partie des ligaments péri-articulaires.

Un peu d'hydarthrose dans le genou droit, et une exostose sur le tibia gauche.

Obs. XVIII. Ataxie. Arthropathie des deux hanches. (Observ. de
M. Raymond.)

Pinaigre (Charlotte), 36 ans, blanchisseuse, entrée à la Salpétrière, service de M. Charcot, le 27 avril 1876.

La malade fait remonter son affection à 1870, mais il est probable que les premiers accès de douleurs fulgurantes sont plus anciens. Ces accès ont été très-intenses ; ils obligent quelquefois la malade à garder le lit pendant quelques jours.

Les symptômes d'incoordination motrice datent de 1871 ; à cette époque, elle marchait déjà difficilement vers la fin de 1861, les deux hanches se sont luxées, à trois semaines d'intervalle, d'abord celle du côté gauche, puis celle du côté droit.

La première fois, elle a fait une chute, mais elle ne saurait dire si la hanche s'est démise avant ou après la chute ; néanmoins elle se rappelle que le membre présentait un gonflement considérable qui ne l'empêcha pas de marcher tant bien que mal, car il n'était pas douloureux; même après sa deuxième luxation elle pouvait encore marcher.

Elle entra à Necker, et y resta seize mois, les jambes emprisonnées dans un appareil de Bonnet ; après ce temps; elle fut transportée à la Salpétrière.

On trouva les membres inférieurs très-amaigris ; dislocation des deux hanches; quelques mouvements des membres inférieurs sont encore possibles.

Léger strabisme ; de temps à autre, accès de douleurs fulgurantes très-violentes, occupant les membres inférieurs ; rien dans les membres supérieurs, Anesthésie presque complète des deux jambes.

Meurt phthisique, le 13 mars 1875,

Autopsie. — Double luxation coxo-fémorale en arrière ; les fémurs sont en rapport avec la face externe et postérieure du coxal, à un centimètre environ de la crête iliaque.

Les muscles qui entourent l'articulation n'offrent rien de particulier à noter.

La capsule articulaire est disparue.

Du côté de l'os iliaque, la cavité cotyloïde est presque complètement effacée ; tout autour d'elle, on trouve surajoutée à l'os une mince couche rugueuse de tissu osseux dont l'aspect se rapproche plus de celui de la substance spongieuse que du tissu compact, et qui est probablement due à un peu de périostite. Quelques stalactites se remarquent vers la périphérie de la fosse iliaque externe.

Les fémurs ont l'aspect de baguettes de tambour, la substance compacte dans toute leur étendue est notablement amincie.

La tête du fémur jusqu'au niveau de son insertion au grand trochanter a complètement disparu.

Au-dessous du col, et dans le tiers supérieur du fémur on trouve une sorte d'excavation légère de la face interne de l'os, recouverte par quelques rugosités.

Moelle épinière — Sur la coupe fraîche, on voit nettement la dégénérescence grise des cordons postérieurs.

A l'examen histologique après durcissement convenable, sclérose des cordons postérieurs dans la région lombaire, y compris les cordons de Goll; la moelle est saine dans la région dorsale.

Excepté cette lésion de la substance blanche, la moelle ne présentait rien d'anormal ; les cornes antérieures étaient saines dans toute l'étendue de l'axe médullaire, et les cellules motrices de ces cornes antérieures ne présentaient aucune atrophie. (Le résultat de l'examen histologique de la moelle nous a été communiqué oralement par M. Raymond.)

Obs. XIX. Ataxie. Arthropathie de l'épaule. (Observ. de M. Raymond.)

Delaunay (Léonore), 55 ans, entrée en 1869 à la Salpétrière, service de M. Charcot,

En 1867. Elle avait ressenti de violentes douleurs fulgurantes dans les deux jambes et marchait, dit-elle, en fauchant.

Aujourd'hui (1875 janvier) les douleurs fulgurantes sont moins intenses, et reviennent par accès toutes les deux ou trois semaines. La marche quoique difficile est possible avec des béquilles. En mars 1873. La malade éprouva un gonflement subit de l'épaule gauche, sans douleur, et actuellement cette articulation est le siége de craquements ; le gonflement est assez considérable ; point d'épanchement ni d'ostéophytes.

Tous les mouvements de l'épaule sont possibles, mais l'élévation du bras est difficile. Les autres articulations sont indemnes.

Pendant quinze jours il s'est manifesté du malaise, puis subitement la malade perdit connaissance, et mourut en six heures.

Autopsie. — Epaule, luxation intra-coracoïdienne complète. La synoviale a disparu ; les muscles du pourtour sont normaux, à l'exception du deltoïde un peu amaigri et fibreux surtout à sa face profonde.

Les os présentent un amincissement et une diminution considérable. La tête de l'humérus droit est complètement saine ; celle de l'humérus gauche est diminuée de moitié de volume, et présente une excavation ; on dirait une tête d'humérus en cire qui aurait commencé à fondre. Au-dessous du col anatomique, nous trouvons sur une étendue de quelques centimètres, une gouttière qui semble produite par l'absorption d'une partie de la substance compacte, il n'y a dans ce cas, ni stalactites, ni rugosités.

Moelle. — Sclérose des cordons postérieurs, visible sur des coupes franches, et très-marquée sur des coupes minces rendues transparentes.

De même que dans l'observation précédente, l'examen histologique de la moelle, n'a fait découvrir aucune altération des cellules, des cornes antérieures (Communication de M. Raymond).

Obs. XX. — Ataxie. Arthropathie des deux genoux. (Observation par M. Joffroy ; autopsie par M. Bourneville. Thèse de Blum).

Femme de 63 ans, ataxique avancée, atteinte d'une arthropathie des deux genoux (jambes de polichinelle).

Autopsie du genou gauche. — La capsule articulaire est considérablement épaissie, elle constitue une grande poche où l'on sent des frottements analogues à ceux que l'on percevrait si on agitait un sac de noix. L'incision donne issue à une assez grande quantité d'un liquide visqueux assez consistant, de couleur jaunâtre. La synoviale et les tissus fibreux réunis ont plus d'un centimètre d'épaisseur ; la synoviale est pâle, non injectée. De la face interne de cette membrane, naissent une foule de prolongements assez vasculaires qui revêtent les pédicules d'autant de corps étrangers ainsi disposés :

1° Un groupe de trois corps supportés par un pédicule commun d'où partent trois prolongements secondaires. Ces corps, de la grosseur d'une noix, sont placés dans la portion interne du repli supérieur de la synoviale, un peu au-dessus du bord supérieur du condyle interne.

2° Plusieurs autres corps de la grosseur d'un pois, immédiatement au-dessous de la poulie articulaire.

3° Un corps ayant la forme d'une pyramide triangulaire, long de deux centimètres et demi, haut de deux, est attaché à la partie supérieure du bord externe du condyle externe du fémur, par un pédicule court, épais et large.

4° Entre le condyle externe et la tubérosité externe du tibia, deux corps gros comme un haricot sont accolés et supportés par un même pédicule, lequel a deux centimètres de longueur, et cinq millimètres d'épaisseur.

5° Dans le repli synovial situé au-dessous du bord externe de la tubérosité externe du tibia, existe une sorte de nid où se trouvaient trois corps volumineux ; l'un d'eux revêtu par la synoviale, fait saillie sous forme de mamelon cylindrique.

6° Sur le côte externe de la rotule, corps ayant l'aspect d'une plaque osseuse, très-irrégulière, mesurant deux centimètres de longueur sur un et demi de largeur et cinq millimètres d'épaisseur.

Les ligaments péri-articulaires sont hypertrophiés, blancs, mollasses ; de même les ligaments croisés qui sont de plus fongueux.

Extrémité inférieure du fémur. — Il n'y a pas, à proprement parler, de bourrelets osseux sur les contours des surfaces articulaires, ni d'usure véritable des os. En revanche, le cartilage qui revêt les condyles, est détruit d'une manière complète, en beaucoup d'endroits, incomplètement en quelques autres. L'usure intéresse principalement le cartilage du condyle externe. Les parties respectées du cartilage sont blanchâtres.

Extrémité supérieure du tibia. — Les lésions en général, sont les mêmes. Les deux tiers externes de la surface articulaire sont creusés en forme de cavité assez profonde, tandis que le tissu interne du condyle interne est sur un plan plus élevé de 14 millimètres. Cela résulte de ce que pendant la vie il y avait une luxation en dehors.

La rotule offre des bourrelets osseux ou cartilagineux en plaques, son cartilage est érodé.

Sur la face postérieure du genou, on trouve aussi de nombreux corps

Michel.   6

étrangers pédiculés et un corps libre ayant douze millimètres de longueur.

Au genou droit, les lésions étaient les mêmes que les précédentes, mais la destruction des cartilages était moins avancée et les corps étrangers moins gros.

Obs. XXI. — Ataxie. Arthropathie du genou droit. (Observation recueillie et communiquée par mon excellent collègue, M. A. Jean, interne des hôpitaux).

Trevette, femme Chéron, âgée de 37 ans, entrée le 16 octobre 1876, à l'hôpital Temporaire, service de M. le Dr Dieulafoy, salle Saint-Jean, nº 21.

La malade donne peu de renseignement sur le début de l'affection. Elle se serait très-bien portée jusqu'à il y a dix-huit mois. A cette époque, seraient apparues des douleurs fulgurantes dans les deux jambes, avec des troubles d'incoordination motrice. Quelque temps après, la malade est de venue complètement paraplégique et a eu de l'incontinence d'urine et des matières fécales.

Actuellement (12 janvier 1877) nous trouvons la malade ne pouvant pas se lever ; cependant les mouvements des membres inférieurs ne sont pas absolument perdus; elle peut élever encore les jambes à quelques centimètres au-dessus de son lit. Les douleurs fulgurantes sont moins vives qu'au début de la maladie, La sensibilité cutanée est à peu près intacte, peut-être un peu de diminution, mais aucune partie du corps n'est complètement insensible. Les bras sont tout à fait respectés, pas de troubles de la sensibilité, quelques mouvements d'incoordination très-peu accusés lorsque la malade porte son doigt sur son nez. Elle est complètement gâteuse, et bien que présentant une incontinence d'urine la malade se plaint de douleurs vives et lancinantes dans la vessie.

Le 15 janvier. Même état.

Le 16 janvier. En découvrant la malade, on constate une hydarthrose très-accusée du genou droit. Cette hydarthrose s'est produite sans aucun mouvement de la malade, et tout à fait à son insu, car elle ne se doutait même pas qu'elle avait le genou tuméfié. Les culs-de-sacs supérieurs sont très-distendus et la rotule est projetée en avant. Il n'y a pas d'élévation de la température. Le lendemain, l'œdème d'abord localisé à l'articulation a envahi la moitié inférieure de la cuisse et la moitié supérieure de la jambe. Les veines superficielles sont très-dilatées, et forment un riche réseau à mailles assez fines. La première n'est nullement douloureuse et ne laisse pas d'empreinte sur la peau. L'hydarthrose est énorme.

La jointure n'est pas rouge, la peau a conservé sa coloration normale,

sauf qu'elle est un peu noirâtre par suite de la dilatation veineuse. Les mou
vements spontanés sont impossibles, mais ils n'existaient déjà presque pas
avant cette complication. Les mouvements provoqués ne sout nullement
douloureux; ils sont possibles et même exagérés; on perçoit pendant ces
mouvements quelques petits craquements.

A la partie supérieure externe et postérieure de la cuisse, on constate de
'érythème et un peu d'empâtement, par suite du contact de cette partie avec
l'urine et les matières fécales.

Le 19 janvier, la rougeur de la partie supérieure de la cuisse, se prononcé de plus en plus, elle descend un peu, et on sent une fluctuation profonde.

Le 20. On reconnaît tous les signes d'un phlegmon diffus. L'articulation
du genou présente toujours le même aspect, la peau n'est pas rouge. La malade ne répond presque plus aux questions, elle est tout à fait amaigrie.

Le 22. La rotule paraît moins soulevée, le gonflement de l'articulation
est moins prononcé, et la cuisse entière est gonflée d'une façon plus uniforme.

Le 25. Même état, la malade se cachectise de plus en plus, elle tombe
dans le coma et meurt le 27.

Autopsie. — Les viscères ne présentent aucune lésion importante à noter.
Quelques tubercules au sommet des deux poumons; cœur sain.

Membre inférieur droit. — Le pus s'est fait jour à la partie supérieure et
externe de la cuisse d'une part, d'autre part à la partie externe de l'articu-
culation du genou au niveau du cul-de-sac de la synoviale.

A la cuisse, le pus a dissocié tous les muscles de la région antérieure,
externe et postérieure, les adducteurs seuls sont à peu près sains. Les fibres
musculaires sont non-seulement dissociées, mais dans beaucoup de points,
elles n'existent plus, elles forment une bouillie noirâtre dans laquelle se
trouvent les vaisseaux et les nerfs. La collection s'étend en haut jusqu'à la
grande échancrure sciatique le long du nerf sciatique, en bas les muscles
de la région antéro-externe de la jambe sont intéréssés dans leur moitié supérieure, et le pus s'étend sous la peau jusqu'au milieu de la jambe.

Toutes les parties périphériques de l'articulation sont baignées par le pus.
La synoviale est ouverte dans son cul-de-sac supérieur et externe, et com-
munique largement avec le foyer du phlegmon.

La synoviale est épaissie, blanchâtre; en certains points cependant, principalement à la partie latéro-externe et supérieure et au niveau de l'insertion tibiale des ligaments cro sés, elle est trés-vascularisée, a perdu son
poli, et présenté de petites ulcérations avec un commencement de destruction.

Les ligaments articulaires baignés par le pus sont intacts, ils ne sont pas
relâchés et ne permettent à la jointure aucun mouvement anormal.

Les franges synoviales ne sont pas hypertrophiées, pas de corps étranger articulaire.

Les os ont conservé leur volume normal, ils ne sont ni hypertrophiés, ni atrophiés.

Le cartilage articulaire présente des altérations plus considérables. Sur les trois os qui forment l'articulation, il est très aminci par places, présente une coloration opaline, d'un blanc bleuâtre avec de petits points nacrés sur la partie externe du condyle externe et la partie interne du condyle interne, il a complètement disparu ; l'os est à nu, présente une coloration d'un rouge violacé et on peut facilement détacher de minces lamelles osseuses. Il en est de même sur les parties correspondantes de l'extrémité supérieure du tibia. Le cartilage a aussi complètement disparu sur un point très-limité de la partie supérieure de la rotule.

L'examen microscopique de la jointure n'a pas encore été fait.

Moelle. — Sur des coupes de la moelle à l'œil nu, ou voit l'induration grise des cordons postérieurs seulement dans la région lombaire. Nous ne pourrons donner que plus tard, les résultats de l'examen histologique.

Obs. XXII. — Ataxie, Arthropathie de la hanche gauche. (Observation de M. Bourceret).

Janvier Honorine, âgée de 46 ans, femme de chambre, entre le 8 avril à la Charité, salle Saint-Joseph, n° 5 (service de M. Bernutz).

Antécédents. — Pas de renseignements précis sur les parents, pas de maladies sérieuses dans la jeunesse ; pas de syphilis ; pas de scrofule ; pas de rhumatismes ; menstruation assez régulière, un peu de leucorrhée.

Cette malade s'est assez bien portée jusque il y a huit ou dix mois environ. A cette époque, les membres inférieurs (la jambe gauche surtout), ont commencé à s'affaiblir ; la malade a pu, pendant les premiers mois, continuer son travail, elle avait surtout de la peine à se lever, et de la difficulté à se mettre en marche. Auparavant, la malade affirme n'avoir eu aucun trouble dans les membres inférieurs.

Elle accuse aussi une sensation de coton, de caoutchouc en marchant ; cette sensation, qui existait il y a cinq ou six mois, n'a pas persisté.

Deux mois environ après le début de la maladie, elle fut prise d'une attaque dont voici les caractères : pas de cri initial, pas de perte de connaissance, sensation de constriction à l'épigastre, convulsions toniques plus prononcées dans les membres supérieurs, la malade ne sait pas si elles étaient plus marquées d'un côté que de l'autre ; puis terminaison par le sommeil. Jamais la malade ne s'est mordue la langue, elle n'a pas de sensation de constriction ou de boule en dehors des attaques. Pas de phénomènes hystériques antérieurs.

Depuis cette époque, la malade a eu quatre attaques semblables à celle que nous venons de décrire. Elle dit, en outre, avoir eu, depuis son enfance, dans les membres inférieurs, des douleurs vives, aiguës, revenant par intervalles assez éloignés, ressemblant, d'après sa description à des douleurs fulgurantes, mais sur lesquelles, cependant nous gardons un certain doute.

Elle fut traitée, à cette époque, par le bromure de potassium et les pilules de Méglin.

Le 8 avril, la malade nous dit que trois jours avant son entrée, en voulant se lever, elle s'aperçut que sa jambe gauche ne pouvait plus la soutenir ; elle fut forcée de se retenir après un fauteuil pour ne pas tomber, elle dit avoir, à ce moment, senti un craquement dans la jambe. L'état général est bon, elle n'est pas anémique, on ne trouve sur le corps aucune trace de scrofule ou de syphilis ; appétit conservé, apyrexie.

Rien dans les membres supérieurs.

Les membres inférieurs présentent des troubles de la motilité et de la sensibilité. La malade peut soulever dans le lit la jambe droite et la tenir élevée faiblement. Il n'y a pas d'ataxie manifeste, cependant, lorsqu'on veut lui faire toucher avec le pied un point fixe, il y a certainement de l'incertitude dans le mouvement. La jambe gauche est beaucoup plus faible, la malade la tient levée, avec plus de peine, elle peut, cependant, exécuter tous les mouvements, il n'y a pas plus d'ataxie que du côté opposé, mais il y a une faiblesse beaucoup plus grande. On essaie de faire lever la malade, elle ne peut se tenir debout, la jambe gauche faiblissant complètement.

La sensibilité est abolie à peu près complètement à gauche, presque intacte à droite, pas de douleurs le long de la colonne vertébrale, pas de déviation.

Rien actuellement, du côté des organes des sens. La malade dit qu'avant son entrée, elle a eu à deux ou trois reprises des vertiges se répétant plusieurs fois pendant une heure ou deux, à ce moment, elle voyait double, mais ce phénomène ne persistait pas lorsque cet état vertigineux avait disparu. Pas de troubles sensitifs ou moteurs autre part. Depuis deux ou trois mois, la malade a eu, à différentes reprises de la difficulté d'uriner ; quelques douleurs vagues dans l'abdomen, pas de douleurs en ceinture.

Traitement. — Bromure de potassium, électricité.

Le 11. Après la première électrisation (nous ne disons pas à cause) il est survenu presque subitement dans la journée, un gonflement de la fesse et de la cuisse, qui est arrivé à son maximum en quelques heures.

Ce gonflement présente les caractères suivants : la fesse et la cuisse ont un volume presque double des parties du côté opposé ; cette intumescence s'arrête brusquement au genou. Ce gonflement est dur, résistant, sans œdème véritable : il y a une très-forte dilatation des capillaires; pas de douleur à la pression et à la percussion sur les extrémités osseuses.

Quelques-unes des personnes qui voient cette malade croient qu'il existe un épanchement sanguin sur le grand fessier, mais il n'y a pas de fluctuation ni de crépitation sanguine. Il y a un raccourcissement apparent et une légère rotation du pied en dehors. On constate aussi une certaine résistance dans la fosse iliaque gauche ; sans douleur à la pression.

Le 13. M. Gosselin, appelé en consultation, pense à une fracture spontanée du col du fémur, basant son diagnostic sur le raccourcissement du membre, la rotation en dehors, et une ecchymose qu'il constate à la partie externe de la fesse.

Le 15. L'ecchymose ne se prononce pas. Nous croyons que nous n'avons pas affaire à une véritable ecchymose, mais à une dilatation capillaire donnant à la peau une teinte noirâtre. Le raccourcissement n'augmente pas, tous les mouvements sont toujours possibles.

Dans la soirée, il y a une diminution considérable du gonflement.

Le 16. M. Gosselin, qui voit de nouveau la malade le matin, maintient son diagnostic. Diminution plus accentuée du gonflement.

Le 18. Le gonflement a disparu presque entièrement ; cependant la fesse reste un peu plus grosse.

Le 19. La malade est prise de vomissements avec diarrhée, sans fièvre. Glace, opium.

Le 20. Les vomissements persistent, la diarrhée cesse ; apyrexie.

Le 22. Les vomissements continuent, un peu de fièvre le soir, pas de frissons ; quelques douleurs de reins.

Le 23. La fièvre a augmenté brusquement dans la nuit, la température arrive le matin a 41°,5 dans le vagin. Les vomissements persistent; pas de douleur à la pression dans l'abdomen, pas de céphalalgie, rien dans les membres, intelligence très-nette, un peu d'angine. Le soir, embarras de la parole. T. 41°,8.

Le 24. Mêmes symptômes le matin, la fièvre baisse un peu ; T. 40°6. Le soir, la malade est très faible, la langue se sèche.

Le 25. Langue raccornie, vomissements répétés dans la nuit, un peu de ballottement du ventre, un peu de délire; T. 40°6. Rétention d'urine.

Traitement. — Lavements portés le plus haut possible avec une sonde.

Le 26. On sent dans la fosse iliaque une résistance plus considérable, peu près indolente à la pression, la rétention d'urine persiste; T. 40°,4.

Traitement. — Vésicatoire sur cette région.

Le 27. On perçoit par le toucher vaginal, la tumeur que l'on sentait dans la fosse iliaque gauche; cette tumeur est arrondie, lisse, dure, indépendante de l'utérus, non mobile ; elle paraît venir de l'os du bassin. La malade va un peu mieux. T. 38°,8.

Le 28, 29. L'intelligence est un peu plus nette ; il n'y a plus de rétention d'urine.

Le 30. Nouveau vésicatoire.

Le 1er mai, on constate du pus dans la gaîne du psoas, au-dessus et au-dessous de l'arcade crurale.

Le 3. Le genou gauche est le siége d'un épanchement.

Le 4. Le gonflement du genou gauche est plus marqué. La malade est dans une prostration extrême depuis la veille.

Le 6. Mort à trois heures du matin.

Autopsie. — Le 7 mai 1875, cavité thoracique ; forte congestion des deux poumons à la base ; quelques adhérences au sommet gauche ; pas de tubercules. Cœur un peu dilaté, flasque, teinte feuille-morte du myocarde. Rien aux orifices, quelques plaques athéromateuses sur la crosse de l'aorte et sur l'aorte thoracique.

Cavité abdominale. Adhérences du grand épiploon dans le petit bassin, le rectum et l'S iliaque sont blanchâtres, d'un calibre moindre que les organes du petit bassin et l'S iliaque qui resserrent l'intestin sans l'étrangler véritablement. Foie un peu gros sans autres altérations. Rein, de même. Vessie, la muqueuse a une teinte violacée, la vessie est épaissie ; on trouve des concrétions calcaires sur le bas-fond. Utérus sain. L'ovaire gauche est le siége d'un kyste contenant de la graisse et des poils, et ayant le volume du poing. La trompe est distendue, adhérente à l'ovaire, elle contient un liquide blanc jaunâtre, un peu filant. C'est entre le kyste et l'S iliaque que l'on trouve les adhérences dont nous avons parlé plus haut. L'ovaire droit est sain, mais la trompe est distendue par un liquide analogue à celui du côté opposé. Rien dans les os du bassin.

Articulation coxo-fémorale gauche. Il existe un vaste épanchement purulent dans l'articulation, la capsule est perforée en arrière et en avant et l'épanchement a fusé dans les insterstices musculaires, il a même pénétré dans la plupart des gaînes ; il est surtout abondant en arrière et en dehors, sous les muscles fessiers dont il a dissocié les fibres. En avant, le pus a pénétré dans la gaîne du psoas, est arrivé dans le bassin et s'est infiltré entre les fibres du muscle iliaque. Cet épanchement a dû se faire avec une rapidité extrême, car les fibres sont dissociées et non altérées ; elles présentent leur coloration normale, et ne sont pas friables. La capsule présente, comme nous l'avons dit, deux ouvertures, l'une en arrière, l'autre en avant. Elle ne forme qu'une masse avec le tissu cellulaire et le tissu fibrineux avoisinant. En arrière et en dehors, près du rebord de la cavité cotyloïde, on trouve des concrétions calcaires, les unes superficielles, les autres profondes, c'est-à-dire dans l'épaisseur de la capsule. Le bord de la cavité cotyloïde est érodé en arrière, en dehors et en bas.

Fémur. — La tête et les deux tiers du col ont disparu. On dirait que l'on a fait une section du col à son tiers externe, perpendiculaire à son axe; l'extrémité interne du col est en effet plane et légèrement éburnée à sa surface. Aucun ostéophyte sur le reste du col du fémur, ou sur le grand trochanter. Au contraire, il y a par place, raréfaction de l'os.

Il y a au moment où nous ouvrons l'articulation, luxation du fémur en arrière (luxation ilio-ischiatique). La capsule très-élargie permet à la luxation de se produire avec la plus grande facilité et de se réduire de même.

L'articulation du genou gauche est assez fortement distendue par du pus. Les cartilages et surtout le cartilage de la rotule, sont par places fortement érodés (il est important de noter que c'est trois jours seulement avant la mort que le gonflement s'est montré). L'articulation coxo-fémorale droite est saine.

Système nerveux. — Rien dans les os du crâne. Tous les nerfs de la base ainsi que les artères sont absolument normaux.

Il y a un peu de sérosité dans les ventricules latéraux. Le plancher du quatrième ventricule présente un aspect grenu. Bulbe et protubérance normaux.

Aucune altération des vertébres. Sur la face postérieure de la moelle. la dure-mère étant enlevée, on voit à droite sur les racines inférieures lombaires un petit fibrôme gros comme un pois. Les racines postérieures du côté droit sont complètement atrophiées, ont une teinte grise et sont très-vascularisées. Cette atrophie remonte à droite jusque vers la région cervicale. A gauche, les racines postérieures ont subi une atrophie semblable qui remonte aussi jusqu'à la région cervicale.

Cordons postérieurs. — Au niveau de la région dorsale inférieure, les cordons postérieurs ont une teinte gris rosé qui occupe toute l'étendue de ces cordons. La lésion va en s'effilant pour se terminer en pointe à la région cervicale.

A la région lombaire, les cordons postérieurs sont pris en entier. A ce niveau et à la région dorsale inférieure, la lésion présente deux zones très-distinctes. La portion la plus postérieure des cordons postérieurs (faisceaux radiculaires et cordons de Goll), dans une épaisseur de un millim. environ est grise, dure et parait composée uniquement de tissu scléreux ; elle tranche nettement sur la portion externe des cordons postérieurs, dégénérée aussi, mais molle et d'un aspect gris rosé. Comme nous l'avons dit, la lésion va en s'effilant de bas en haut, de telle sorte qu'en arrivant à la région dorsale supérieure et à la région cervicale inférieure, on ne trouve plus de dégénérés que les cordons grèles médians postérieurs.

Le nerf sciatiquegauche paraît normal.

L'éxamen histologique de la moelle a été fait par M. Coyne. Il a confirmé les lésions visibles à l'œil nu. Des coupes dans toute la hauteur de la moelle ont été faites, distantes l'une de l'autre de 4 à 6 millimètres. Sur aucune M. Coyne n'a constaté de lésion des cellules des cornes antérieures.

OBS. XXIII. — Fracture spontanée du fémur, chez un ataxique (par A. Heydenreich, interne des hôpitaux. Bull. de la Soc. anal. 1874. p. 256).

Nous reproduisons ici cette observation à cause de l'examen histologique fait par M. Liouville.

Homme de 38 ans, entré le 15 février 1874, à l'Hôtel-Dieu, service de M. Richet.

Cet homme voulant enlever sa bottine droite, avait posé sa jambe droite sur sa cuisse gauche, et dans le mouvement qu'il avait fait pour détacher sa chaussure avait entendu un craquement; il s'était aperçu aussitôt qu'il s'était fracturé la cuisse. En interrogeant les antécédents de cet homme, il fut facile de constater tous les symptômes d'une ataxie locomotrice, avec anesthésie. La fracture était complète sans plaie aux téguments. La cuisse était globuleuse et il existait un épanchement dans le genou. Le malade mourut le vingt-neuvième jour d'une bronchite généralisée.

Autopsie. La moelle présente une sclérose des cordons postérieurs; l'examen histologique, fait par M. Liouville, confirme l'existence de cette lésion. De plus, on constate que la substance grise a subi dans quelques points, principalement à droite, des atteintes manifestes; les cellules, surtout celles de la partie moyenne sont très-altérées, et le tissu médullaire ambiant offre de nombreux points de désintégration.

L'incision de la cuisse donne lieu à un écoulement considérable de pus épanché autour du foyer de la fracture. Le pus est diffus à travers les muscles de la cuisse; ceux-ci sont ramollis. Les fragments sont très-pointus, extrêmement obliques, disposés en spirale; ils sortent à travers un cal volumineux. Les productions osseuses sont développées tant autour de l'os que dans le canal médullaire. Il existe de plus une esquille unie au fragment inférieur et complètement consolidée. Les extrémités fragmentaires sont creusées profondément de sillons qui indiquent une ostéite intense e l'examen histologique confirment ces conclusions (canalicules de Havers immenses; ostéoplastes aplatis, ayant perdu pour la plupart leurs canalicules; granulations graisseuses dans les canaux de Havers).

Peut-être cette ostéite est-elle plus intense qu'elle ne l'est d'ordinaire dans les fractures à cette période. Le fémur du côté opposé ne présente pas de lésions appréciables à l'œil nu; on trouve les canalicules de Havers légèrement agrandis et contenant un peu de graisse.

Obs. XXIV.—Arthropathie du genou, ataxie locomotrice progressive.

Galine Sydonie, âgée de 36 ans, couturière, entrée le 31 août 1876, salle Ste-Monique n° 12. (Hôtel-Dieu, service de M. le D· Oulmont). Morte le 6 janvier 1877. Observation recueillie par M. Joseph Michel, interne du service. Cette malade, formée seulement à l'âge de 18 ans, a toujours été réglée régulièrement, elle n'a jamais eu aucun retard, si ce n'est le mois dernier où les règles ont été un peu moins abondantes que d'ordinaire et ont été accompagnées pour la première fois de coliques très-douloureuses. Sa santé a toujours été très-bonne jusqu'au moment du début de la maladie qui l'amène à l'hôpital : la seule maladie dont elle ait jamais été atteinte est une bronchite (1868) à partir de laquelle elle a toujours toussé. Elle n'a pas eu d'enfants.

D'après ce que dit la malade, son père est mort d'un cancer à l'estomac : sa mère est morte phthisique. Elle ne peut donner aucun renseignement sur son grand père et sa grand-mère, mais ses deux oncles sont morts de cancer à l'estomac : c'étaient ses seuls parents parmi les ascendants. Elle a deux sœurs vivantes encore aujourd'hui ; la première est bien portante (40 ans), la seconde a des pertes utérines continuelles depuis une année à peu près, de très-violentes douleurs abdominales : ces pertes ont, dit la malade, une odeur infecte et le linge est taché en rouge brun : elle a eu cependant six enfants tous bien portants ; le dernier a trois ans.

Jamais d'excès d'aucune sorte, mais a souffert de privations, principalement au début de sa maladie, alors que les douleurs étaient assez fortes pour lui interdire tout travail suivi.

Dans l'hiver de 1867, la malade éprouva dans les jambes d'abord des fourmillements, puis bientôt des douleurs, des élancements « qui passaient dans ses jambes comme des éclairs », la douleur était si forte et si imprévue qu'elle poussait un grand cri. La douleur disparaissait subitement pour reparaître presque aussitôt avec les mêmes caractères : elle survenait surtout pendant la nuit et ici principalement lorsque la journée avait été fatigante, et elle avait ceci de particulier, c'est un point sur lequel la malade insiste beaucoup et qu'elle nous dit avoir toujours fait remarquer au médecin qui la soignait alors, c'est qu'au début de la maladie, elle n'existait que pendant la durée des règles, qu'elle précédait celles-ci de deux à trois jours et qu'elle persistait un ou deux jours seulement après leur disparition. Ces douleurs étaient aussi fortes d'un côté que de l'autre, elles partaient presque toujours des genoux et si nous demandons exactement où elles siégeaient, la malade nous montre le tibia : ce n'est que plus tard que les douleurs envahirent les pieds.

Avant l'apparition de ces douleurs, la malade était sujette à de fréquent

et violents maux de tête qui ont complètement disparu depuis le moment
de l'apparition dans les jambes : il en a été de même des nausées et de
douleurs d'estomac qui coïncidait avec la céphalalgie.

Les douleurs des jambes survenaient quelquefois dans la marche, mais
principalement lorsque la malade était couchée : la position ne les modifiait
pas : elle dit cependant avoir remarqué qu'à ce moment déjà, elle restait
plus difficilement en place, elle avait besoin de marcher : elle sentait
très-bien le sol, ne jetait pas la jambe en dehors, et marchait très-bien dans
l'obscurité : pas de diminution de la force musculaire. Le sommeil était bon
dans l'intervalle des douleurs, mais celles-ci la réveillaient subitement :
elle n'avait pas de rêves.

Peu à peu, ces douleurs ont augmenté de force et de fréquence, et un an
à peu près après le début, elles survenaient en dehors même des règles
elles offraient, sauf l'acuité, les mêmes caractères qu'auparavant : elles siégeaient toujours dans les jambes et les pieds, mais pas dans les cuisses.
Cet état se prolongea ainsi, avec quelques intermittences, jusqu'au mois
de juillet 1874 : la malade eut alors un embarras gastrique, puis de
la diarrhée : la diarrhée fut telle qu'elle fut obligée de garder le lit
pendant six semaines : les vomissements et la diarrhée étaient incoercibles,
et ce qui l'engageait surtout à garder le lit, c'est qu'elle s'aperçut que ses
jambes « ployaient sous elle », il lui semblait toujours que ses genoux
allaient se briser, bien qu'elle ne sentît encore aucun craquement, que les
articulations ne fussent ni douloureuses ni tuméfiées, et parce que la marche
augmentait les douleurs fulgurantes. Elle se traîna ainsi jusqu'au mois de
janvier, elle s'aperçut alors qu'elle ne pouvait plus faire exécuter à ses
jambes les mêmes mouvements qu'auparavant, elle les jetait en dehors
avant de pouvoir poser les pieds à l'endroit qu'elle voulait, les douleurs
fulgurantes survinrent avec plus d'intensité et de fréquence, et une nuit
qu'elle voulut sortir de son lit, elle tomba, c'est ainsi qu'elle s'aperçut pour
la première fois de l'impossibilité où elle était de marcher dans l'obscurité.
Au mois de février, elle fut prise d'incontinence d'urine et de matières fécales : l'incontinence d'urine persista d'une manière presque permanente,
quant à l'incontinence des matières fécales, elle n'a lieu que lorsque la malade a de la diarrhée.

Les douleurs fulgurantes survenaient aussi bien au moment des règles,
qu'en dehors de cette période : elles étaient intenses à ce point que la malade ne pouvait retenir ses cris à chaque douleur ; ces douleurs ne duraient
en général qu'un seul jour, elles étaient aussi fortes d'un côté que de l'autre,
le plus souvent elles n'apparaissaient qu'à des intervalles de quinze jours,
parfois, cependant, à trois ou quatre jours seulement. En même temps, la
marche devenait de plus en plus difficile, non-seulement la malade jetait
les jambes d'un côté et de l'autre, mais elle ne pouvait monter l'escalier sans

enjamber deux marches à la fois, en trébuchant. Malgré ces difficultés de la marche, elle pouvait cependant encore faire marcher sa machine à coudre, mais les mouvements étaient inégaux ; les pieds ne pouvaient rester sur la pédale, ils glissaient et frappaient à côté, même lorsqu'elle regardait ses jambes. Quand elle marchait, le talon seul portait et battait le sol, qu'elle sentait bien : elle distinguait le chaud et le froid, mais elle remarquait que ces sensations étaient lentes à être perçues. Quant aux troubles de la sensibilité des membres supérieurs, nous n'avons qu'un seul renseignement, c'est qu'elle ne sentait pas lorsqu'elle se piquait.

Plus de céphalalgie. Aucun trouble du côté des yeux.

Au mois d'août 1875, tous les symptômes précédents n'avaient subi aucune modification, elle sentit en se traînant dans la chambre que sa jambe craquait, et ces craquements de l'articulation du genou gauche étaient assez forts pour être perçus par les personnes qui se trouvaient alors dans la pièce: elle fut étonnée mais non inquiète, car elle n'éprouvait aucune douleur dans l'articulation qui n'était ni déformée, ni tuméfiée. Ce n'est que huit jours après ce nouveau symptôme, qu'elle vit le matin en s'éveillant et en mettant ses bas que son genou était devenu très-volumineux, le lendemain cette tuméfaction existait aussi à la cheville et aux doigts des pieds : la tuméfaction du genou gauche était telle que, malgré l'absence de douleur, elle ne pouvait ployer la jambe et qu'elle fut obligée de garder le lit. Au bout de huit à dix jours, l'articulation était presque normale ; la tuméfaction avait presque disparu, elle voulut se lever, mais en s'appuyant sur sa jambe droite, elle intendit un craquement et sa jambe se tordit, sans qu'elle éprouvât aucune douleur, elle garda alors continuellement le lit, et bientôt les mouvements de la jambe furent impossibles ; la jambe restait ployée sur sa cuisse sans qu'elle pût l'étendre autrement qu'en l'allongeant avec ses mains.

Mais le fait qui attira le plus sou attention fut le suivant : au moment même de la tuméfaction du genou, les douleurs fulgurantes qui, depuis quelques jours, étaient intolérables par suite de leur acuité et de leur fréquence, diminuèrent à ce point que la malade éprouva un véritable soulagement du côté du genou malade ; les douleurs étaient beaucoup plus rares et peu intenses, tandis qu'au contraire elles augmentaient d'intensité et de fréquence dans le membre inférieur droit.

Notons de plus que la malade n'a jamais éprouvé de douleurs du côté de la moelle ni à la région cervicale.

La malade est phthisique au troisième degré.

Nous ne pouvons retracer l'histoire complète de cette malade dont nous avons pris l'observation au jour le jour, les accidents que nous venons de signaler étaient les plus importants au point de vue qui nous occupe : il est cependait un fait intéressant, c'est la corrélation qui survient entre les vomissements et les douleurs fulgurantes. Au milieu du mois de septembre, la

malade est prise de vomissements incoercibles, vomissements de matière
alimentaire et de bile, en même temps les douleurs fulgurantes disparaissent
à peu près complètement pour réapparaître dix jours après, au moment où
les vomissements cessent. Après un certain certain nombre d'alternatives
semblables, la malade meurt phthisique le 6 janvier. Ayant quitté le service
le 1er janvier, nous devons à l'obligeance de notre collègue M. Regnard,
les résultats de l'examen cadavérique et à notre collègue et ami de Pitres,
les résultats de l'examen histologique.

Voici la note qui nous a été remise par notre dis-
tingué collègue, M. Pitres que nous ne saurions trop
remercier de son obligeance :

Les ligaments périarticulaires sont conservés avec leurs caractères normaux. Pas d'épanchement notable dans l'intérieur de l'articulation. En ou-
vrant la synoviale, on trouve dans sa cavité, la valeur d'une cuillerée à
bouche, à peu près, d'un liquide ljaune rougeâtre, onctueux, filant dans
lequel l'examen microscopique fait découvrir un grand nombre de globules
rouges de sang, beaucoup de globules blancs et quelques cellules plates,
munies d'un beau noyau se colorant vivement par le carmin, et d'une lame
mince de protoplasma. Les ligaments inter-articulaires sont détruits.

La rotule et les condyles du femur sont peu déformés ; la portion articulaire du tibia au contraire se compose de deux plans. Les deux tiers
antérieurs du plateau sont normaux, tandis que le tiers postérieur est usé
et remplacé par un plan incliné oblique d'avant en arrière, sur lequel
repose les condyles du femur.

Les altérations des cartilages articulaires varient beaucoup d'un point à
un autre. Surla rotule, le revêtement cartilagineux est complet, il a son
épaisseur hahituelle, mais il est ramolli et se déprime facilement sous le
doigt.

Sur les portions convexes des condyles du fémur, on ne trouve qu'une
lame cartilagineuse trés-mince, à travers laquelle on aperçoit par transpa-
rence l'os sous-jacent fortement congestionné. Cette lame ne forme pas une
couche uniforme : elle présente de petites saillies blanche du volume d'une
tête d'épingle.

Sur le plateau du tibia le cartilage est conservé avec son épaisseur nor-
maledans les deux tiers antérieurs. Sur le plan incliné qui forme le tiers
postérieur, on ne trouve plus qu'une lamelle très-mince, transparente et
légèrement mamelonnée de tissus cartilagineux. Au centre du plateau, dans
le point d'insertion des ligaments interarticulaires, se trouve une surface

molle, ɔrillaire, blanche, paraissant représenter les restes des ligaments détruits au voisinage de l'os et macérés dans la synovie. Sur le contour des surfaces articulaires on trouve de loin en loin de petites difformations osseuses, de légères saillies ostéophytiques, mais ces saillies sont peu considérables et seules n'auraient pas déterminé de difformation appréciable pendant la vie.

L'examen microscopique n'a porté que sur les cartilages, le tissu osseux n'étant pas encore suffisamment décalcifié pour qu'il soit possible de le couper. Les altérations cartilagineuses présentent tous les caractères des inflammations chroniques. Dans les points où le cartilage a conservé son épaisseur, on trouve les cellules cartilagineuses augmentées de nombre : il en existe de 6 à 20 dans chaque capsule : la substance fondamentale est devenue fibrillaire et dans certains points présente de l'altération veluetique. Sur le tiers postérieur du plateau du tibia et sur la face couverte des coudyles du fémur le cartilage a complètement disparu : sur des coupes perpendiculaires de la surface articulaire dans ces points, on trouve une couche continue de tissus conj onctif et cellules amifiées et de loin en loin a niveau des mamelons que l'on observe à l'œil nu, un peiit groupe de capsules cartilagineuses pleines de cellnles proliférées. Quelques-unes des cellules s'ouvrent à la surface et l'on peut suivre les transformations des cellules qu'elle renfermait en cellules fusisiformes ou ramifiées semblables à celles qui forment seules le revêtement articulaire dans les points voisins où le tissu cartilagineux a complétement disparu.

CONCLUSIONS.

De l'étude des arthropathies dans le cours de l'ataxie locomotrice progressive, nous croyons pouvoir tirer les conclusions suivantes :

1° L'arthropathie existe chez les ataxiques : elle est une complication et non une simple coïncidence.

2° Cette complication présente des caractères anatomiques et cliniques bien tranchés.

3° Ces caractères permettent dans la grande majorité des cas de la distinguer facilement des affections articulaires locales, et des autres arthropathies dépendant d'une affection générale, particulièrement celles qui résultent d'une lésion des centres nerveux autre que l'ataxie.

4° Ces lésions articulaires influent peu sur la marche de la maladie première; elles ne présentent qu'une gravité relative, bien moindre que celle d'autres troubles trophiques, l'eschare rapide par exemple chez les hémiplégiques.

5° La lésion médullaire décrit par M. Charcot (atrophie des cellules des cornes antérieures) est loin d'être constante; elle ne se rencontre que dans la minorité des cas.

6° Ces arthropathies sont sous la dépendance réelle du système nerveux. Ou bien, c'est la paralysie vaso-motrice qui produit la cause adjuvante et la cause efficiente serait un léger traumatisme.

Ou bien, elles naîtraient par irritation nerveuse et exagération de l'acte trophique.

Ou bien, le système nerveux manifesterait son action par voie réflexe.

L'œdème concomitant reconnaît pour causes l'affaiblissement de l'activité tonique des nerfs vaso-constricteurs, et l'inertie des muscles paralysées (Vulpian).

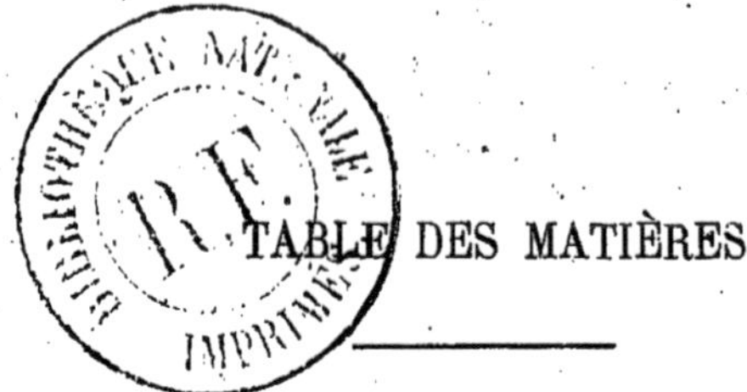

TABLE DES MATIÈRES

Paris. — L. PARENT, imprimeur de la Faculté de Médecine, rue M¹-le-Prince, 31

A LA MÊME LIBRAIRIE

Physiologie expérimentale. École pratique des hautes études. Travaux du laboratoire du professeur MAREY.

Année 1875 : 1 beau volume gr. in-8º avec 160 fig. dans le texte.   15 fr.

— Ce volume contient les travaux suivants : Du moyen d'utiliser le travail moteur de l'homme et des animaux, par M. MAREY. — Mémoire sur la pulsation du cœur, par M. MAREY. — Mouvement des ondes liquides pour servir à la théorie du pouls, par M. MAREY. — La méthode graphique dans les sciences expérimentales, par M. MAREY. — Recherches sur l'anatomie et la physiologie des nerfs vasculaires de la tête, par M. François FRANCK. — Expériences sur la résistance de l'air, pour servir à la physiologie des oiseaux, par M. MAREY. — Pression et vitesse du sang, par M. MAREY.

Année 1876 : 1 beau volume gr. in-8º avec 198 fig. dans le texte.   15 fr.

— Ce volume contient les travaux suivants ; Du volume des organes dans ses rapports avec la circulation du sang, par M. François FRANCK. — Des excitations artificielles du cœur, par M. MAREY. — Expériences sur le vol mécanique, par M. TATIN. — Essais d'inscription des mouvements phonétiques, par M. ROSAPELLY. — La méthode graphique dans les sciences expérimentales, par M. MAREY. — Effets des excitations des nerfs sensibles sur le cœur, la respiratton et la circulation artérielle, par M. François FRANCK. Innervation de l'appareil modérateur du cœur chez la grenouille, par M. DE TARCHANOFF. — Pression et vitesse du sang, par M. MAREY. — Recherches sur le mécanisme de la circulation dans la cavité céphalo-rachidienne, par M. SALATHÉ.

Archives de physiologie normale et pathologique, fondées en 1868, dirigées par MM. BROWN-SÉQUARD, CHARCOT et VULPIAN.

Les *Archives de physiologie* paraissent tous les deux mois par fascicules grand in-8º, avec planches noires et coloriées. Chaque année forme un beau volume d'environ 800 pages. Une 2ᵐᵉ série a commencé avec l'année 1874.

Prix de l'abonnement annuel : Paris, 20 fr.; Départements, 22 fr.;

Union postale, 24 fr.

Leçons sur les maladies des enfants, par Charles WEST, membre du Collége royal des médecins de Londres; d'après la 10ᵉ édition anglaise et annotées par M. ARCHAMBAULT, médecin de l'hôpital des Enfants-Malades. 1 vol. in-8 de 1012 pages.   12 fr.

Traité de la diphthérie, par M. le docteur A. SANNÉ, ancien interne des hôpitaux de Paris, membre de la Société anatomique, des Sociétés de médecine de Nancy, de Genève, etc. 1 fort vol. in-8 avec 4 planches.   10 fr.

Traité du diabète, par M. le docteur LECORCHÉ, professeur à la Faculté de médecine. Médecin des hôpitaux. 1 fort vol. in-8.   10 fr.

Traité des maladies des reins et des altérations pathologiques de l'urine, par le docteur LECORCHÉ, médecin des hôpitaux, etc. 1 vol. in-8 de 849 pages.   12 fr.

Traité des maladies du rectum et de l'anus, par le docteur Daniel MOLLIÈRE, chirurgien en chef désigné de l'Hôtel-Dieu de Lyon. 1 vol. in-8º de 782 pages.   12 fr.

Traité des tumeurs bénignes du sein, par M. Léon LABBÉ, chirurgien de l'hôpital de la Pitié, professeur agrégé à la Faculté de médecine, et M. Paul COYNE, ancien interne des hôpitaux. 1 beau volume in-8, avec 4 planches en couleur et 37 magnifiques gravures intercalées dans le texte.   12 fr.

Précis d'hygiéne privée et sociale, par M. A. LACASSAGNE, médecin-major, professeur agrégé au Val-de-Grâce, 1 vol. in-18 de 570 pages de la collection diamant, cartonné à l'anglaise.   6 fr.

Paris. A. PARENT, imprimeur de la Faculté de Médecine, rue Mr-le-Prince, 31.